Roman Behrens

„Vernichten und Heilen" - Ein Forschungsbericht zur Militärmedizin des Zweiten Weltkriegs

GRIN Verlag

Bibliografische Information der Deutschen Nationalbibliothek:

Die Deutsche Bibliothek verzeichnet diese Publikation in der Deutschen Nationalbibliografie; detaillierte bibliografische Daten sind im Internet über http://dnb.d-nb.de/ abrufbar.

Impressum:

Druck und Bindung: Books on Demand GmbH, Norderstedt Germany
ISBN: 978-3-656-16670-2

Dieses Buch bei GRIN:

http://www.grin.com/de/e-book/191670/vernichten-und-heilen-ein-forschungsbericht-zur-militaermedizin-des

„Vernichten und Heilen“

Ein Forschungsbericht zur
Militärmedizin des Zweiten Weltkriegs

vorgelegt von

Roman Behrens

Inhaltsverzeichnis

„In 1945 Field-Marshal Bernard Montgomery declared that the contribution of the military medical services to Allied victory had been beyond all calculation."[1]

Diese Feststellung des britischen Feldmarschalls und Armeeführers verdeutlicht, dass der medizinischen Versorgung im Kampfeinsatz während des Zweiten Weltkriegs eine enorme, fast schlüsselartige Bedeutung beizumessen ist. Ohne den Einsatz von Frontlazaretten, Sanitätssoldaten und den sie befehligenden Sanitätsoffizieren wären unzählige Gefechte weitaus verlustreicher ausgegangen und hätten dabei die jeweilige Kampfkraft um ein Vielfaches schneller geschwächt. Der Leistung der medizinischen Versorgung im Feld, zur See oder auch in der Wüste Nordafrikas kommt daher - zweifellos auf jeder kriegsteilnehmenden Seite - eine entscheidende Rolle in der Geschichte der Militärmedizin zu. Somit ist es nicht verwunderlich, dass die Rolle der Militärmedizin während der Zeit des Zweiten Weltkriegs in den vergangenen Dekaden immer häufiger im Interesse der Forschung stand und stetig neue Veröffentlichungen zu verschiedenen Aspekten dieser Teildisziplin der Medizingeschichte für die Öffentlichkeit verfügbar werden. ROBERT JÜTTE spricht in diesem Zusammenhang daher völlig zu Recht von einem Boom, indem er konstatiert, „dass es kein Thema der Medizingeschichte gibt, das in den letzten 30 Jahren so intensiv erforscht worden ist wie die Rolle der Medizin im Nationalsozialismus".[2]

Da die Militärmedizin des Zweiten Weltkriegs jedoch einen elementaren Pfeiler der nationalsozialistischen Medizin ausmacht und auch hier kontinuierlich neue Desiderate entdeckt werden, will der vorliegende Forschungsbericht den Versuch wagen, einen groben Überblick über die extensive und bisweilen auch hochdifferenzierte Forschungsliteratur zur Militärmedizin des Zweiten Weltkriegs anzubieten. Dies soll nicht nur dazu dienen, bereits bekannte Forschungsfelder und konkrete Forschungsergebnisse aufzuzeigen und somit eine Landschaft der medizinhistorischen Forschung zu skizzieren, vielmehr soll versucht werden, auch neue, bislang weniger beachtete Bereiche militärmedizinischer Praxis auszuloten und somit für weitere wissenschaftliche Untersuchungen ins Blickfeld zu rücken.

Die medizinhistorische Forschung hat sich der Militärmedizin viele Jahrzehnte nur zögerlich genähert. Dennoch gab es vereinzelt Veröffentlichungen, die zum großen Teil von ehemaligen Sanitätsoffizieren verfasst wurden, dabei von einer „introspektiven Herangehensweise" gekennzeichnet waren und den eigentlichen Gegenstand ohne „allgemeinhistorische Leitperspektiven" behandelten.[3] Oftmals kam es in diesem Zusammenhang zu einer rückblickenden Heroisierung vergangener Zeiten und Akteure, ohne eine historisch-kritische Reflektion eigener oder fremder Handlungen durchzuführen. Exemplarisch steht

[1] Harrison, Mark: Medicine & Victory. British Military Medicine in the Second World War, New York 2008, S.1.
[2] Jütte, Robert: Medizin und Nationalsozialismus. Bilanz und Perspektiven der Forschung, Göttingen 2011, S.7.
[3] vgl. dazu Jütte 2011, S.194f.

hierfür die „Geschichte des Sanitätsdienstes", die von Hubert Fischer, einem ehemaligen Oberfeldarzt, ab 1982 in fünf Bänden herausgegeben wurde und sehr stark an eine nachträgliche Würdigung militärärztlichen Organisationsvermögens erinnert, ohne dabei objektiv und reflektiert Stellung zu beziehen. Ab den 1990er Jahren rückte die Militärmedizin endgültig in den Fokus der medizinhistorischen Forschung, was durch mehrere drittmittelfinanzierte Forschungsprojekte sowie mehrere Spezialstudien zu belegen ist.[4] Die Ergebnisse lassen den Schluss zu, dass die militärärztliche und sanitätsdienstliche Tätigkeit[5] während des Zweiten Weltkriegs ein immer stärker wachsendes Gebiet militär- und medizinhistorischer Forschung wird. Hieran will der vorliegende Forschungsbericht anknüpfen und anhand von vier aufgestellten Kategorien (*Sanitätsdienstliche Praxis im soldatischen Frontalltag, Forschung und Experimente innerhalb der Militärmedizin, Organisation der Militärmedizin, psychologische und psychiatrische Herausforderungen an die Militärmedizin*), die einen möglichst breiten Blick auf die Gesamtheit medizinhistorischer Arbeiten zur Militärmedizin während des Zweiten Weltkriegs des letzten Jahrzehnts zulassen, Möglichkeiten für weitere Arbeiten und potentielle Forschungsfelder ausloten. Die Grundlage für diese Kategorienbildung stellte eine erste grobe Sichtung der vorhandenen aktuelleren militärmedizinischen Literatur zum Zweiten Weltkrieg dar, in der anhand der vorhandenen Inhaltsverzeichnisse und der aufgeführten Beiträge ein erstes thematisches Kategorisieren vorgenommen wurde. Letztendlich wurden hieraus schließlich die vier genannten Bereiche mit dem Ziel herausgearbeitet, die vorhandenen Werke hinsichtlich ihrer inhaltlichen Themata zu untersuchen, sie innerhalb der Kategorien zu positionieren und somit eine thematische Karte der militärmedizinischen Forschung zum Zweiten Weltkrieg nebst potentiellen Desideraten zu skizzieren. Abgesehen von neueren Beiträgen zur Militärmedizingeschichte im Allgemeinen konzentrieren sich die folgenden Ausführungen vorwiegend auf fünf einschlägige Veröffentlichungen der letzten zehn Jahre, die sich dezidiert mit militärmedizinischen Themen wie etwa militärmedizinischer Praxis, Organisationsformen oder besonderen Herausforderungen an die Militärmedizin beschäftigen.[6]

Die erste Kategorie, die *sanitätsdienstliche Praxis im soldatischen Frontalltag*, beschäftigt sich mit den Beiträgen, welche die Rolle der Sanitätssoldaten im Gefecht fokussieren und den kriegsbedingten Alltag von Ärzten an den diversen Frontabschnitten während des Krieges untersuchen. Hierbei steht insbesondere die Rolle der Verwundetenversorgung im Blickpunkt, wenngleich auch Fragen etwa

[4] vgl. hierzu insbesondere die Ergebnisse von Eckart 2006 und Neumann, Alexander: "Arzttum ist immer Kämpfertum". Die Heeressanitätsinspektion und das Amt "Chef des Wehrmachtssanitätswesens" im Zweiten Weltkrieg (1939-1945) (Schriften des Bundesarchivs 64), Düsseldorf 2005 oder auch Jütte 2011, S.196f.

[5] Unter militärärztlicher Tätigkeit wird in diesem Forschungsbericht insbesondere die rein ärztliche Tätigkeit, die von Sanitätsoffizieren ausgeübt wurde, verstanden. Unter der sanitätsdienstlichen Tätigkeit die Gesamtheit der medizinischen Versorgung, bestehend aus eingesetzten Militärärzten sowie Sanitätssoldaten, bspw. Sanitätsunteroffiziere oder Sanitätsmannschaftsdienstgrade.

[6] darunter Neumann 2005; Eckart, Wolfgang/ Neumann, Alexander (Hg.): Medizin im Zweiten Weltkrieg. Militärmedizinische Praxis und medizinische Wissenschaft im "Totalen Krieg" (Krieg in der Geschichte 30), Paderborn 2006; Quinkert, Babette/ Rauh, Philipp/ Winkler, Ulrike (Hg.): Krieg und Psychiatrie 1914-1950 (Beiträge zur Geschichte des Nationalsozialismus 26), Göttingen 2010; Harrison 2008 sowie Larner, Melissa/ Peto, James/ Schmitz, Colleen (Hg.): Krieg und Medizin, Göttingen 2009.

hinsichtlich der Aus- und Fortbildung des Sanitätspersonals oder der Umgang mit verwundeten Gegnern nicht vernachlässigt werden dürfen.

Auch dem Bereich der *Forschung und Experimente innerhalb der Militärmedizin* kommt eine besondere Bedeutung zu. Den drei Sanitätswesen der Wehrmacht, hier des Heeres, der Luftwaffe und der Marine, oblagen zwar primär die Verwundetenversorgung oder etwa Maßnahmen zur Verhütung und Bekämpfung übertragbarer Krankheiten, aber gerade die Kriegssituation selbst und die damit verbundenen Ein- und Beschränkungen zwangen die Mediziner zu Improvisation und auch experimentellem Handeln. Dazu kam, dass sich den Ärzten aufgrund der hohen Verwundetenzahlen viele Möglichkeiten boten, ihre eigenen, beispielsweise chirurgischen Kenntnisse, weiter zu entwickeln oder Medikamente zur Beruhigung, Schmerzlinderung oder Betäubung weiter zu verfeinern. Das „Merkblatt für Beratende Ärzte" der Wehrmacht konstatierte zum „Massenexperiment Krieg"[7] mahnend: „Nicht selten ergeben sich im Kriege einmalige Gelegenheiten für die medizinische Forschung. Sie dürfen nicht ungenutzt vorübergehen."[8]

Unabdingbare Grundlage für eine funktionierende medizinische Versorgung ist die *Organisation der Militärmedizin*. Diese sollte nicht nur effizient und logistisch sinnvoll, sondern auch flexibel sein und sich den auftretenden Problemen, wie etwa dynamischen Frontverläufen oder etwaigen Gebietsverlusten, anpassen. In dieser dritten Kategorie soll es u.a. darum gehen, die gewaltige Logistik innerhalb der Sanitätswesen und die Versorgung mit Medikamenten oder Heil- und Hilfsmitteln in den Blick zu nehmen und organisatorische Aspekte der nationalsozialistischen Militärmedizin näher zu beleuchten. Hierbei können basierend auf der bereits vorhandenen Literatur womöglich Fragen generiert werden, die einzelne, bisher unberücksichtigte Aspekte stärker in den Fokus rücken und dadurch den organisatorischen Aufwand der gesamten medizinischen Versorgung der Wehrmacht noch transparenter erscheinen lassen.

Dass nicht nur die Verwundetenversorgung und die sanitätsdienstliche Organisation elementare Bereiche der Militärmedizin ausmachen, soll anhand der letzten Kategorie dargestellt werden, in der die vorhandene Forschungsliteratur hinsichtlich der *psychologischen und psychiatrischen Herausforderungen an die Militärmedizin* näher untersucht wird. Abseits von Primärversorgung oder chirurgischen Eingriffen im Einsatzlazarett kam es auch unter den Wehrmachtssoldaten zu Suiziden, Kampfmüdigkeit infolge von Belastungsstörungen oder etwa auto-erotischen Unfällen. Hat man sich in der aktuelleren Forschung vornehmlich eher der Ermordung von Psychiatriepatienten gewidmet und diesen Bereich als

7 Eckart 2006, S.9.
8 BA-MA RH 12-23/947.

„Nebenschauplatz des totalen Krieges“[9] interpretiert, so kam menschlichen Grundbedürfnissen wie Sexualität oder der psychologischen Verarbeitung von Kriegserlebnissen bislang eher ein Schattendasein zu.

In einem Ausblick soll schließlich die bisherige Forschung für den Zeitraum des Zweiten Weltkriegs in Bezug auf die englische Militärmedizin in das Blickfeld gerückt werden. Hierbei lassen sich evtl. Gemeinsamkeiten oder ganz eigene Forschungsergebnisse ausmachen, die durch Kontrastierung mit der aktuellen deutschen Forschung transparent gemacht werden sollen. Erkenntnisse hinsichtlich der medikalen Versorgungslage oder der sanitätsdienstlichen Praxis können sich beim Blick auf den ehemaligen Kriegsgegner Deutschlands und insbesondere im Vergleich mit selbigem durchaus als vielversprechend und fruchtbar erweisen, da sich so unter Umständen Aspekte wehrmedizinischen Handelns aufzeigen lassen, die in der Forschung bislang unberücksichtigt geblieben sind.

Sanitätsdienstliche Praxis im soldatischen Frontalltag

In der aktuellen militärmedizinischen Forschung stellen die hier zu behandelnden Kategorien ganz eigene Bereiche dar, die für sich genommen bislang recht unterschiedlich erforscht wurden. Die sanitätsdienstliche[10] Praxis im Frontalltag, welche die Primär- und Verwundetenversorgung an der Front und den Alltag der Sanitätssoldaten abbildet, stellt dabei in gewisser Hinsicht eine Ausnahme dar.[11] Denn das Interesse der Forschung scheint diesen grundlegenden Bereich des militärärztlichen und sanitätsdienstlichen Wirkens bislang eher zu vernachlässigen. Die Untersuchungen, die sich mit der medizinischen Versorgung direkt hinter der Front und insbesondere mit dem Lazarettalltag der Soldaten allgemein beschäftigen, sind bisher sehr überschaubar.

Wolfgang Uwe ECKART hat bereits 1992 das Schicksal der 6.Armee im Kessel von Stalingrad untersucht, wobei seine Erkenntnisse in aktualisierter Form in verschiedenen Publikationen der letzten Dekade auftauchen.[12] Nicht nur, dass er die verbittert geführten Kämpfe und das von der militärischen Führung

---

[9] Quinkert 2010, S.25; vgl. dazu auch Schmuhl, Hans-Walter: Die Genesis der „Euthanasie“. Interpretationsansätze, in: Rotzoll, Maike u.a. (Hg.): Die nationalsozialistische „Euthanasie“-Aktion T4. Geschichte und ethische Konsequenzen in der Gegenwart, Paderborn u.a. 2010, S.72.

[10] Der Begriff „Sanitätsdienst“ fungiert in diesem Bericht als Oberbegriff für die gesamte Organisationseinheit der medizinischen Soldatenversorgung. Ihm gehörten nicht nur Ärzte als Sanitätsoffiziere, sondern auch Sanitätsunteroffiziere und Sanitätsmannschaftsdienstgrade an, die speziell für die ärztliche Unterstützung oder beispielsweise für die medizinische Materialversorgung zuständig waren, vgl. dazu Neumann 2005, S.68f oder auch Guth, Ekkehart: Der Sanitätsdienst der Wehrmacht im Zweiten Weltkrieg. Ein Überblick, in: Ders. (Hg.): Sanitätswesen im Zweiten Weltkrieg (Vorträge zur Militärgeschichte 11), Herford 1990, S.11f.

[11] Die Grundlage dieses Abschnittes bildet hierbei vornehmlich die Behandlung des Heeressanitätswesens. Über das Marinesanitätswesen und die Versorgung an Bord haben vor allem Volker Hartmann und Hartmut Nöldeke geforscht: Hartmann, Volker/ Nöldeke, Hartmut: Der Sanitätsdienst in der deutschen Flotte im Zweiten Weltkrieg. Schwere Seestreitkräfte, Hamburg 2003 oder Dies.: Der Sanitätsdienst in der deutschen Flotte im Zweiten Weltkrieg. Leichte Seestreitkräfte, Hamburg 1999 oder Nöldeke, Hartmut: Sanitätsdienst an Bord. Ein Beitrag zur Organisation und ärztlichen Tätigkeit auf Kriegsschiffen, Herford 1981.

[12] Basierend auf der Erstpublikation „Von der Agonie einer mißbrauchten Armee, in: Wette, Wolfram/ Ueberschär, Gerd R. (Hg.): Stalingrad - Mythos und Wirklichkeit einer Schlacht, Frankfurt 1992, S.108-130“ finden sich aktualisierte Versionen seines Beitrages ebenso in Eckart 2006, S.69-95 wie auch in Larner 2009, S.147-170.

geforderte Ausharren im Kessel von Stalingrad als medizinisches „Hungerexperiment“[13] der nationalsozialistischen Propaganda entlarvte, er skizziert zudem den verzweifelten Kampf einer zum Sterben verurteilten Armee, die aufgrund der katastrophalen Ernährungs- und Versorgungslage annähernd 150.000 Soldaten verlor. Auch beleuchtet er wichtige Problemfelder, wie beispielsweise unzureichende Transportkapazitäten die sanitätsdienstliche Versorgung der Soldaten erheblich beeinträchtigten oder die sich immer weiter verschlimmernde Mangelernährung, die, ebenfalls durch logistische Engpässe verursacht, die Soldaten neben den extrem niedrigen Temperaturen zusätzlich zermürbte. Eine Form von kriegsbedingter Notwendigkeit zwang die behandelnden Ärzte[14] im Kessel von Stalingrad dazu, aufwendige Operationen mangels Erfolgsaussichten und aufgrund personeller wie materieller Engpässe aufzuschieben oder gar ganz zu unterlassen, was unweigerlich tödliche Konsequenzen für die verwundeten Soldaten hatte. Er kommt schließlich zu dem Schluss, dass die militärische Führung die Vernichtung der 6.Armee für propagandistische Zwecke billigend in Kauf nahm und die medizinische wie auch die materielle Versorgungslage durch unzureichende Transportkapazitäten völlig desolat war und die deutschen Soldaten im Kessel von Stalingrad somit zwangsläufig zum Untergang verurteilt waren. „Für den Abtransport aus dem Kessel selbst [...] standen zu keinem Zeitpunkt der Umschließung hinreichende Lufttransportkapazitäten zur Verfügung.“[15] Der Sanitätsdienst des Heeres erfuhr hier wie auch während des schnellen Bewegungskrieges der ersten Jahre des Zweiten Weltkriegs aufgrund organisatorischen Missmanagements eine erhebliche Schwächung, was eine unzureichende oder verzögerte Behandlung von verletzten Soldaten zur Folge hatte. Munitionslieferungen oder etwa die Verlegung von kämpfenden Verbänden wurden indes ein schnellerer Transport zugestanden als den Nachschubmaterialien aus den diversen Sanitätsmateriallagern entlang der Ostfront.

Alexander NEUMANN, der bei ECKART über die Heeressanitätsinspektion und das Amt „Chef des Wehrmachtssanitätswesens“ promovierte, gelangt in seiner Dissertationsschrift[16] nicht nur zu wichtigen Erkenntnissen hinsichtlich der medizinischen Realversorgung an den deutschen Frontverläufen, sondern zeichnet ebenso objektiv wie historisch-kritisch die Umrisse des bislang unberücksichtigten Forschungsgebiets der sanitätsdienstlichen Lazarettpraxis nach. Dies erreichte er u.a. dadurch, dass er den gesamten Archivbestand der Heeressanitätsinspektion im Bundesarchiv-Militärarchiv in Freiburg nicht nur sichtete, sondern dabei auch auf bisher kaum genutzte Dokumente stieß, die er für seine Untersuchung nutzen konnte und somit ein sehr breites Bild des Heeressanitätswesens entstand.[17] Hierbei arbeitete er u.a. heraus, dass Soldaten, die an einer Bauchverletzung litten, nach Maßgabe des

[13] Eckart 2006, S.69
[14] Die Anzahl der im Kessel von Stalingrad eingeschlossenen Ärzte ist heute nicht mehr genau zu rekonstruieren. Die Zahl variiert von 23 bis 600 eingesetzten Sanitätsoffizieren. Vgl. dazu Ebd., S.73.
[15] Ebd., S.71.
[16] Neumann 2005.
[17] Ebd., S.1f.

behandelnden Arztes in sogenannte Heimatlazarette verlegt werden sollten. Diese Sonderlazarette, die in der Vergangenheit vermehrt als Ziel wissenschaftlicher Untersuchungen fungierten[18], bargen für die Soldaten dabei mitunter eine besondere Gefahr. Durch die angeordnete Verlegung und bestehende Transportengpässe entstand oft ein tödlicher Zeitverlust, welcher als Folge bspw. schwerwiegenden und schwer zu diagnostizierenden Abdominalverletzungen einen optimalen Nährboden bot, um den Gesundheitszustand des Soldaten schleichend aber doch stetig zu verschlechtern.

Dem Alltag im Lazarett widmet er mehrere Unterkapitel, die sich mit Überweisungen, Disziplin und Moral oder den diversen Behandlungsformen beschäftigen. So zeigt er beispielsweise auf, dass für die militärärztliche Führung[19] insbesondere die Motivation und die Einstellung der Soldaten einen unabdingbaren Faktor zur Genesung und damit erfolgreichen Behandlung ausmachte. Der ärztlichen Forderung, „bei weichlichen, überempfindlichen, einsatzschwachen Menschen ein[en] besonders strenge[n] Maßstab an die Bewertung der Beschwerden [anzulegen]“[20], wurde daher damit begegnet, insbesondere gefestigte und fronterfahrene Sanitätsoffiziere in den Krankensammelstellen hinter der Front einzusetzen, da diese keine ungerechtfertigten Rücktransporte veranlassen würden. Auch stellt er dar, dass für die Lazarettinsassen ein vorgeschriebener Dienstplan existierte, der militärische wie propagandistische Übungen beinhaltete. Eine in den Augen der militärärztlichen Führung sinnvolle Beschäftigung der Soldaten war notwendig, um sie einerseits von den Krankheiten oder Verletzungen abzulenken und um andererseits möglichst wenig Gelegenheit zur Langeweile zu bieten. Deutlich wird dies u.a. in Form der sogenannten Ohrenbataillone, in denen Soldaten mit chronischer Mittelohreiterung oder auch Taube erfasst wurden. Sie erfüllten gleichsam einen kriegsdienlichen Zweck, indem sie beispielsweise als Bau- oder Transporttrupps oder als Begleitkommandos fungierten und damit der Gesundheitszustand des einzelnen Soldaten dem militärischen Primat weichen musste.

Die Arbeitstherapie, die insbesondere in speziellen Genesendenkompanien, einer Art Zwischenstation zwischen Lazarett und kämpfender Truppe, Anwendung erfuhr, sah auch Rüstungsarbeit vor, die gemäß der Genfer Konvention ausdrücklich verboten war. Soldaten, die in Lazaretten auf ihre Genesung warteten, sollten demnach nicht, wie Neumann am Beispiel Clausthal-Zellerfeld aufzeigt, Maschinenteile für U-Boote oder Flugzeuge herstellen, sondern ausschließlich mit ihrer Gesundung befasst sein. Im Zusammenhang mit den Arbeitstherapie-Abteilungen des Heeressanitätswesens weist der Autor zudem auf einen Bereich hin, der in der gegenwärtigen Forschung ebenfalls noch keine tiefere Bedeutung gefunden

[18] vgl. Valentin, Rolf: Die Krankenbataillone. Sonderformationen der deutschen Wehrmacht im Zweiten Weltkrieg, Düsseldorf 1981; Ders: Die Sonderlazarette des Heeres, in: Guth 1990, S.167-182;

[19] Auf die Struktur und Organisationsformen der nationalsozialistischen Militärmedizin wird insbesondere im Abschnitt „Organisation der Militärmedizin“ noch näher eingegangen.

[20] Neumann 2005, S.196f.

hat. Die im deutschen Reich befindlichen Heil- und Pflegeanstalten, die vorwiegend für psychisch kranke Menschen vorgesehen waren und die sich durch das „Euthanasie"-Programm[21] der Nationalsozialisten aktiv an der Ermordung der eigenen Patienten beteiligten, wurden vereinzelt für die Wehrmacht beschlagnahmt. Am Beispiel der Heil- und Pflegeanstalt Branitz in Oberschlesien zeigt er auf, dass die Wehrmacht hier eine Lungenheilstätte für Soldaten auf Kosten der zivilen Patienten aufbaute: „Eine geringe Anzahl noch beschäftigter Zivilpfleglinge mit leichten psychischen Abweichungen stört die Zahl der Wehrmachtsangehörigen augenscheinlich nicht, doch soll ihre Zahl allmählich vermindert werden, bis sie ganz ausgeschaltet sind".[22] Ob Wehrmachtsangehörige in Person von Sanitätsoffizieren, Sanitätspersonal oder anderen Soldaten aktiv am Krankenmord im Rahmen der „Euthanasie" beteiligt waren, stellt bislang noch ein Desiderat der Forschung dar.

Die Gruppe der Magenkranken, für die in Deutschland spezielle Magenlazarette angelegt wurden, stellte im weiteren Kriegsverlauf ein immer ernster werdendes Problem für die militärärztliche Führung dar. Viele Soldaten reagierten auf die verlustreichen Geschehnisse an der Front vielfach mit nervösen Magenleiden oder Magenbeschwerden und wurden daraufhin u.a. als „Duodenalquerulanten"[23] bezeichnet. Zudem bedeuteten sie im Vergleich zu Soldaten mit anderen - sichtbar kriegsbedingten - Erkrankungen eine vermeintlich sichtbare Schwächung der Kampfmoral. So konstatierte ein Stabsarzt: „[Der Magenkranke] bildet sowohl für die Truppe als auch für die Sanitätseinrichtungen eine lästige Erscheinung, sie birgt unverkennbare Gefahren in sich und bedeutet zweifellos neben der erheblichen Belastung eine wesentliche Herabsetzung der Wehrkraft."[24] Dass die Einrichtung den gewünschten Erfolg erzielte, ist schließlich anhand des Rückgangs an Magenkranken nach der Aufstellung der Magenlazarette und Magenbataillone zu verzeichnen.

Interessant ist auch das Ergebnis, das NEUMANN in Bezug auf die Ausfallzeiten der Soldaten in Folge einer Zahnbehandlung aufzeigt. Gemäß einer Vorgabe der militärärztlichen Führung sollten die Zahnstationen lediglich die Kaufähigkeit gewährleisten und keine ausgedehnten Zahnsanierungen vornehmen, da hierdurch längere Ausfallzeiten der Soldaten befürchtet wurden. Es wurde angenommen, dass die Soldaten durch allzu häufige Lazarettbehandlungen verweichlichten und Gebissschäden als Vorwand für eine Krankmeldung nutzen würden. Um diesem Phänomen entschieden gegen zu treten, wurde sogar kurzzeitig überlegt, ausgedehnten Lazarettaufenthalten der Soldaten damit zu begegnen, ihre Krankentage

---

[21] vgl. insbesondere die Arbeiten von Ernst Klee, v.a.: „Euthanasie" im Dritten Reich. Die „Vernichtung lebensunwerten Lebens", Frankfurt am Main ²2010 oder auch Bock, Gisela: Zwangssterilisation im Nationalsozialismus. Studien zur Rassepolitik und Geschlechterpolitik, Münster ²2010.
[22] Ebd., S.188.
[23] Ebd., S.198.
[24] Ebd., S.196.

im Soldbuch einzutragen. So wäre für jeden Soldaten eine genaue Lazarettübersicht möglich gewesen und den Lazarettstrategien der Soldaten hätte man so auf formale Art begegnen können.

Aus den verschiedenen hier vorgestellten Beiträgen ergibt sich ein zunehmend kritisches Bild der Realversorgung innerhalb des deutschen Sanitätswesens. Einerseits wurde das Sanitätspersonal mit der Behandlung und medizinischen Versorgung der unterstellten Soldaten mit zunehmendem Kriegsverlauf immer mehr überfordert, andererseits wird die enorme militärische Entscheidungsgewalt deutlich, der sich das Wehrmachtssanitätswesen unterzuordnen hatte. Die Folgen waren u.a. eine Patientenversorgung, die im Kampf gegen fortschreitende Verletzungen fast aussichtslos war oder Sanitätsoffiziere, die das gesundheitliche Wohl des Soldaten immer mehr den militärischen und ideologischen Erwägungen, die auf einen „Endsieg" unter radikaler Einbeziehung aller verfügbaren Ressourcen abzielten, unterordneten.[25] Somit kann das oftmals herausgestellte Bild der vermeintlich „sauberen Wehrmacht", das insbesondere in den Nachkriegsjahren von Beteiligten und Tätern etabliert wurde[26] oder besonders das eines „sauberen Sanitätsdienstes", dessen Mythos insbesondere ehemalige Mitarbeiter der Heeressanitäts-inspektion bis weit in die 1950/1960er Jahre hinein pflegten[27], nicht aufrecht erhalten werden. Vielmehr muss die Frage gestellt werden, wie die ideologische Wirkung der nationalsozialistischen Führung Militärärzte, die sich dem hippokratischen Eid verpflichteten, dazu bringen konnte, die Genesung der unterstellten Soldaten dem militärischen Erfolg unterzuordnen. Ein möglicher Erklärungsansatz wäre hier beispielsweise die bedingungslose Verpflichtung für den Volkskörper, welche der Wahrnehmung staatlich-militärischer Pflichten durch die Soldaten eine höhere Bedeutung beimaß als die ärztliche Betreuung des einzelnen Patienten.[28]

Die Ergebnisse NEUMANNS zeigen deutlich, dass insbesondere dem Lazarettwesen, welches das Hauptbetätigungsfeld der Sanitätsoffiziere darstellt, eine umfassende und tiefer gehende Darstellung, die den Alltag, die entstandenen Herausforderungen und insbesondere die medizinische Behandlung an den verschiedenen Fronten in den Blick nimmt, bislang fehlt. Die praxisbezogene Studie von Wolfgang Uwe ECKART zur Verwundetenversorgung in Stalingrad stellt die einzige bislang wissenschaftlich verwertbare Untersuchung zur sanitätsdienstlichen Behandlung in einem konkreten Kampfgebiet dar.[29] Wünschens-

[25] vgl. hierzu besonders: Frewer, Andreas/ Bruns, Florian: Zuerst Arzt oder Soldat? Zwischen medizinischer Ethik und militärischer Pflicht im „totalen Krieg", in Larner 2009, S.133-144 oder auch Schmiedebach, Heinz-Peter: Der Arzt als Gesundheitsoffizier. Die systematische Militarisierung der Medizin von 1933 bis zum Zweiten Weltkrieg, in: Bleker, Johanna/ Schmiedebach, Heinz-Peter (Hg.): Medizin und Krieg. Vom Dilemma der Heilberufe 1865 bis 1985, Frankfurt am Main 1987, S.191-208.

[26] vgl. dazu: Rosenthal, Gabriele: Vom Krieg erzählen, von den Verbrechen schweigen, in: Heer, Hannes/ Naumann, Klaus (Hg.): Vernichtungskrieg. Verbrechen der Wehrmacht 1941-1944, Frankfurt am Main 1995, S.651-663 oder Neitzel, Sönke/ Welzer, Harald (Hg.): Soldaten. Protokolle vom Kämpfen, Töten und Sterben, Frankfurt am Main 2011, S.201f u. S.299f.

[27] Beispielsweise durch eigene Publikationen, wie den ab 1957 erschienenen „Wehrmedizinischen Mitteilungen", vgl. dazu Eckart 2006, S.9.

[28] vgl. dazu Larner 2009, S.144.

[29] Unabhängig von Eckarts Ausführungen existieren ebenso viele weitere, meist biografisch geprägte Berichte und Publikationen, denen jedoch, was nachvollziehbar ist, die kritische Distanz zum Untersuchungsgegenstand abgeht. Trotzdem stellen gerade diese Darstellungen auch ein

wert wäre daher eine Ausweitung auf andere Orte und Schauplätze des Zweiten Weltkriegs, die womöglich auch eine Kontrastierung der medizinischen Versorgung an den verschiedenen Frontabschnitten beinhalten könnte. Vielversprechende Ergebnisse sind beispielsweise auch bei der Betrachtung der sanitätsdienstlichen Ausbildung vor Ort, also der Unterweisung der kämpfenden Soldaten in Erster Hilfe oder etwa der Betreuung von Verwundeten, bei denen eine medizinische Behandlung erfolglos schien, zu erwarten. Diese bislang unberücksichtigen Bereiche der *sanitätsdienstlichen Praxis im soldatischen Frontalltag* können im Rahmen einer wissenschaftlichen Untersuchung dazu beitragen, die Situation der (Sanitäts-)Soldaten insbesondere im kämpfenden Gebiet noch besser nachzuvollziehen und damit einhergehend Ausgangspunkt für weitere Bereiche militär- und medizinhistorischer Forschungen sein.

Forschungen und Experimente innerhalb der Militärmedizin

Das bereits zitierte „Massenexperiment Krieg“[30] bot den Wehrmachtsärzten und -wissenschaftlern vor und besonders während des Zweiten Weltkriegs ein extrem breites Feld an empirischer Erprobungsmöglichkeit, das von vielen Disziplinen und Wehrmachtsorganisationen gern genutzt wurde. Ziel war es, mittels synthetisierter Medikamente wie etwa dem leistungssteigernden Medikament *Pervitin* oder Mitteln gegen Krankheiten wie Malaria die Kampkraft der deutschen Wehrmacht zu stärken und zu verbessern. Insbesondere durch den Krieg entstanden moralische Freiräume, die sich durch die Verschiebung von moralischen Maßstäben ergaben, die dem „Forschen für den Führer“[31] und damit für einen erfolgreichen Kriegsverlauf Deutschlands dienlich sein sollten.

Die militärmedizinische Forschung während des Zweiten Weltkriegs steht durch mehrere Spezialstudien der letzten Jahre vermehrt im Fokus des wissenschaftlichen Interesses. Insbesondere die Kampfmittelforschung[32] und die Ernährungsphysiologie genießen hierbei eine erhöhte Aufmerksamkeit. Wolfgang ECKART hat in seinen Beiträgen zur Situation der 6.Armee in Stalingrad auf das ‚Hungerexperiment' der deutschen Soldaten hingewiesen. Er skizziert die Situation im Kessel der Stadt, in der die hungernden Soldaten nicht selten bei der geringsten Nahrungsaufnahme, beispielsweise durch ein kleines Stückchen Fettfleischkonserve, ohnmächtig wurden. „Der Beginn der Verdauungsarbeit hatte den Kreislauf überfordert [...]“[33], woraufhin ein stilles und undramatisches Sterben einsetzte.

gewinnbringendes Element dar, wenn es beispielsweise darum geht, die Mentalitätsgeschichte deutscher Soldaten während des Zweiten Weltkriegs näher in den Fokus wissenschaftlicher Untersuchungen zu rücken.

[30] vgl. Fußnote 7.

[31] vgl. Cornwell, John: Forschen für den Führer. Deutsche Naturwissenschaftler und der Zweite Weltkrieg, Bergisch Gladbach 2004.

[32] vgl. dazu Philippu, Athineos: Geschichte und Wirken der pharmakologischen, klinisch-pharmakologischen und toxikologischen Institut im deutschsprachigen Raum, Innsbruck 2004; Schmaltz, Florian: Kampfstoff-Forschung im Nationalsozialismus. Zur Kooperation von Kaiser-Wilhelm-Instituten, Militär und Industrie, Göttingen 2005 oder auch die Literatursammlung in Eckart 2006, S.128f sowie 148f.

[33] Larner 2009, S.156.

Mit dem Themenbereich Ernährung befasst sich auch Ulrike THOMS in ihrer Untersuchung zur Verpflegung der Wehrmacht.[34] Hierin nimmt sie explizit die soldatische Ernährung und die nationalsozialistische Ernährungsphysiologie in den Blick, da das Militär mit seinen fast 6.550.000 Heeressoldaten[35] für die Ernährungsphysiologen ein enormes Forschungskollektiv darstellte. So wurde in der Ausbildung von Feldköchen insbesondere auf vitaminreiche Zubereitung Wert gelegt, die mit der Beigabe von synthetischen Vitaminpräparaten unterstützt wurde. Die Versorgung der gewaltigen Anzahl von Soldaten sollte während des Krieges der nationalsozialistischen und militärischen Führung gemäß ‚aus dem Lande' erfolgen, d.h. die Truppen sollten in den besetzten Gebieten durch Beschlagnahmung der vorhandenen Nahrung eine Aufbesserung der Ernährungsbilanz herbeiführen. Dies hätte, so die Ansicht Thoms, die Versorgung der deutschen Zivilbevölkerung einerseits erheblich erleichtert und der Wehrmacht als größtem Lagerhalter des Deutschen Reiches ferner eine gewisse Unabhängigkeit und Eigenständigkeit hinsichtlich der materiellen Nahrungsversorgung verliehen. Durch den ‚Blitzkrieg' ergaben sich große Gebietsgewinne und die deutschen Truppen konnten immer weiter nach Osten vordringen, während hierbei jedoch vorrangig Munition und Truppen transportiert wurden. Zeitgleich bewegten sich bestimmte Wehrmachtsteile plündernd durch die besetzten Gebiete, da sie vor allem auf der Suche nach Nahrung waren und die durchsuchten Orte „Kahlfraßzonen“[36] ähnelten. Gerade der Ostfeldzug hätte eigentlich eine Aufbesserung der Ernährungsbilanz bringen sollen, doch durch die ohnehin schon katastrophale Ernährungslage hatten weder die Bevölkerung noch die Soldaten genug zu essen. So kam es, dass die eingesetzten Soldaten ab 1941/42 wieder aus dem Reich ernährt werden mussten. Eine Folge dieser Ernährungslage waren schließlich unterernährte Soldaten mit hungerbedingten Ödemkrankheiten.

Auch wenn es offiziell hieß, dass „Ernährung so wichtig wie Munition [sei]“[37], so sah die Realität doch weitaus ernüchternder aus, wie die Autorin aufzeigt. In Armeezeitschriften kursierten teils idealisierende Bilder der Heeresverpflegung und die industriellen Nahrungsmittel wurden als „Ernährungs-Wunderwaffen“[38] hochstilisiert, was im Nachhinein lediglich als gezieltes Täuschungs- und Ablenkungsmanöver zu bezeichnen ist, um von der desolaten Versorgungslage der Soldaten abzulenken. Interessant ist aus heutiger Sicht auch der Versuch der Heeressanitätsinspektion, das Versorgungsproblem vor der Öffentlichkeit geheim zu halten. „Das Thema Hunger darf nicht in den Berichten erscheinen“[39],

[34] Thoms, Ulrike: „Ernährung ist so wichtig wie Munition“. Die Verpflegung der deutschen Wehrmacht 1933-1945, in: Eckart 2006, S.207-225.
[35] van Creveld, Martin: Kampfkraft. Militärische Organisation und Leistung der deutsche und amerikanischen Armee 1939-1945, Graz [3]2007, S.81.
[36] Eckart 2006, S.220.
[37] Ebd., S.207, Fußnote 1.
[38] Ebd., S.224.
[39] Ebd,. S.217, Fußnote 63.

so die interne Maßgabe, doch beispielsweise durch Feldpostbriefe wussten die Familien im Reich bereits längst von der Ernährungssituation ihrer Soldaten.

Insgesamt bleibt zu konstatieren, dass trotz der wichtigen strategischen Bedeutung eine umfassende Studie zur materiellen Nahrungsversorgung bislang noch nicht vorliegt. Dies mag vor allem daran liegen, dass insbesondere für das Heer keine exakten Verbrauchsnachweise mehr existieren, die eine Rekonstruktion des Nahrungsmittelverbrauchs zulassen würden. Ferner offenbart sich im Handeln der militärischen Führung eine Perfidie, die unzähligen Kriegsgefangenen und Zivilisten in den besetzten Gebieten den Hungertod brachte. Sie nutzte den Hunger der Zivilbevölkerung gezielt als Mittel der Kriegsführung, indem sie beispielsweise in Charkow und Leningrad Hunderttausende Menschen verhungern ließ. Zeitgleich fand schließlich auch der Forschungsaspekt an der Ostfront seine dunkle Entfaltung. Die Situation der gefangenen Soldaten in den deutschen Kriegsgefangenenlagern nutzten Ernährungsphysiologen der Sanitätsinspektion für passive Beobachtungen wie auch für aktive Versuche. Hieran knüpfen auch die Ergebnisse von Alexander NEUMANN an, der explizit aufzeigt, dass ernährungsphysiologische Humanexperimente in der deutschen Militärmedizin einen wichtigen Bestandteil ausmachten.[40] Denn nur mit einer aktiven Erforschung konnte die Erhaltung und Steigerung der soldatischen Leistungsfähigkeit gesichert werden. So stellt er dar, dass in der Arbeitsgemeinschaft „Ernährung der Wehrmacht" alle Teilstreitkräfte mit eigenen Instituten (darunter u.a. das Institut für Arbeits- und Wehrphysiologie oder das Institut für physiologische und Wehrchemie) sowie mehrere zivile Stellen vertreten waren, um das Vorgehen hinsichtlich erfolgreicher ernährungsphysiologischer Maßnahmen abzustimmen. Dass für die Erprobung und Erforschung dieser Maßnahmen auch Kriegsgefangene eingesetzt wurden, wurde anhand verzerrender und ungenauer Angaben in den diversen Fachorganen und Berichten bewusst verschleiert.[41] In Hungerversuchen, die an russischen Gefangenen nahe Berlin durchgeführt wurden, wurden die menschlichen Belastungsgrenzen untersucht, die in die Kalkulation der Nahrungsrationen der Soldaten einflossen. Der Tod von Kriegsgefangenen wurde während der Versuche bewusst in Kauf genommen, um die tatsächlichen Grenzwerte auszutesten.

Die Hungerexperimente an den Kriegsgefangenen lassen daher unweigerlich den Schluss zu, dass es der deutschen Militär- und Wehrmachtssanitätsführung völlig gleichgültig war, dass die Folgen ihrer Versuche tödlicher Natur waren. Hierdurch wird erneut die klare Maxime der deutschen Militärmedizin deutlich, nämlich die Leistungsfähigkeit der Truppe zu erhalten oder besser noch zu steigern, während die militärischen Überlegungen die medizinischen eindeutig dominierten.

[40] Neumann, Alexander: Ernährungsphysiologische Humanexperimente in der deutschen Militärmedizin 1939-1945, in: Eckart 2006, S.151-170.
[41] Ebd., S.156f

Ebenso widmet sich NEUMANN dem Missbrauch des Medikaments *Pervitin*[42], das als leistungssteigerndes Mittel bereits im Großversuch während des Polen- und Frankreichfeldzuges eingesetzt wurde. Im Gegensatz zu Koffein wirkte *Pervitin* bis zu acht Stunden lang, so dass die im Blitzkrieg notwendigen Truppenbewegungen ohne Rast- und Ruhezeiten durchgeführt werden konnten. Das Mittel wurde bevorzugt an Kraftfahrer ausgegeben, die so nicht nur ihr eigenes Leben, sondern auch das Leben der beförderten Soldaten einem synthetisierten Medikament anvertrauten. Der Einsatz von *Pervitin* wurde von der militärärztlichen Führung mit der Begründung legitimiert, dass es unter Umständen „notwendig [sei], unter höchstem Einsatz einmalige Maximalleistungen zu erreichen, wie das z.B. im Kriege der Fall sein kann“[43]. Ebenso wurde das Medikament ausgiebig in der Verwundetenversorgung getestet, mit dem Ergebnis, dass die Soldaten bei der Gabe von *Morphin-Pervitin* „munter und schmerzfrei“[44] blieben, bei reinem Morphin allerdings einschlafen würden.

Neben der Verwendung von Medikamenten wurde vor und insbesondere während des Krieges auch der Einsatz von Kampfstoffen für den potentiellen Kriegseinsatz erforscht. Florian SCHMALTZ kommt in seiner Arbeit zur pharmakologischen Nervengasforschung an der Militärärztlichen Akademie zu dem Ergebnis, dass das bereits vor dem Krieg aufgebaute Netzwerk aus zivilen wie militärischen Experten dazu beitrug, besonders externe Experten in die kriegsdienliche Kampfmittelforschung einzubeziehen, um bei den Forschungen zur Wirkweise der Nervenkampfstoffe möglichst alle zur Verfügung stehenden Ressourcen zu nutzen.[45] „Dass [der] Einsatz, der von der Wehrmachtsführung wiederholt erwogen wurde, schließlich aus militärtaktischen Gründen und unzureichender Schutzmöglichkeiten [...] unterblieb“[46], ist jedoch nicht auf die mangelnde Bereitschaft der Forscher, neue Massenvernichtungsmittel zu entwickeln, zurückzuführen. Denn gerade zivile Institutionen und Forscher strebten nach einer intensiven Zusammenarbeit zwischen Wehrmacht und Industrie, wie das Beispiel der I.G.-Farben und seines Chemikers Gerhard Schrader zeigt, dem es am 23.12.1936 erstmals gelang, das Nervengas Tabun, das die geregelte Reizweiterleitung zwischen Nervenbahnen und Nervenzellen unterbricht, zu synthetisieren. Die Wehrmacht vergab in der Folge vermehrt Forschungsaufträge, die als Ziel eine großtechnische Herstellung von Kampfstoffen mit einer monatlichen Kapazität von annähernd 1.000 Tonnen hatte.[47] Hierbei wurde auch das Nervengas Sarin entdeckt, das eine noch höhere toxikologische Wirkung als Tabun hatte und für die militärische Führung daher noch interessanter war.

---

[42] vgl. dazu weiterführend auch den Beitrag von Volker Hartmann: Pervitin - Vom Gebrauch und Missbrauch einer Droge in der Kriegsmarine, in: Wehrmedizinische Monatsschrift 38, 1994, S.137-142.

[43] Eckart 2006, S.162.

[44] Ebd., S.168.

[45] Schmaltz, Florian: Pharmakologische Nervengasforschung an der Militärärztlichen Akademie und an den Universitäten Marburg, Danzig und Leipzig im Zweiten Weltkrieg, in: Eckart 2006, S.171-194.

[46] Ebd., S.187f.

[47] Ebd., S.174.

Dass die chemischen Kampfstoffe auch ausgiebig an Menschen getestet wurden, geht aus dem Beitrag von Christoph KOPKE und Gebhard SCHULTZ hervor, die sich mit den Menschenversuchen mit dem Kampfstoff LOST im KZ Sachsenhausen beschäftigt haben.[48] Hierbei wird deutlich, dass die erwähnten Forschungen in den Konzentrationslagern fortgeführt wurden, indem Insassen in den Konzentrationslagern Natzweiler (Phosgen), Neuengamme (kampfstoffverseuchtes Wasser), Sachsenhausen (Chlortrifluorid oder N-Stoff) oder Groß-Rosen (Tabun) gezielt Kampfstoffen ausgesetzt wurden. Ziel war es, die gesundheitlichen Reaktionen zu erfassen und die Mittel evtl. weiterzuentwickeln oder gar zu optimieren. In diesem Zusammenhang muss darauf hingewiesen werden, dass gerade Detailstudien zu Institutionen und Personen und Akteuren noch ausstehen, die insbesondere den organisatorischen Hintergrund und die Frage der Verwertung von Forschungsergebnissen ausleuchten. Besonders gewinnbringend dürften dabei die Betrachtung des gesamten Prozesses und die Intensität der Kooperation der verschiedenen Institutionen sein. Hieraus könnten sich wichtige Erkenntnisse über die Verbindungen von Wehrmacht, SS und ziviler Industrie ergeben, die wiederum zu einer notwendigen Transparenz hinsichtlich der Kampfstoff-Forschungen während des Krieges führen dürften.

Dass gerade die Malaria ein schwer zu kalkulierender Faktor in der Kriegsführung war, schildert Marion HULVERSCHEIDT in ihrem Beitrag zur Malariaforschung in der Wehrmacht.[49] Sie kommt dabei zu dem Ergebnis, dass es aufgrund der Unerfahrenheit vieler Militärärzte nicht möglich war, ein allgemein akzeptiertes Prophylaxe- und Therapieschema einzuführen. Die Behandlung erfolgte in vielen Fällen durch die Hinzuziehung von älteren Kollegen, die oftmals im Ersten Weltkrieg mit der Krankheit und ihren Symptomen konfrontiert waren. Malaria hatte sich in vielen Kriegen als kriegswichtige, manchmal auch kriegsentscheidende Krankheit herausgestellt[50], deren Bekämpfung nun insbesondere für die Front in Griechenland und in Afrika von enormer Bedeutung war. Bemerkenswert ist hierbei das divergierende Verständnis der Kriegsgegner Deutschland und England. Während britische Hygienespezialisten auf vorbeugende Maßnahmen zur Vermeidung einer Ansteckung achteten, wollte die deutsche Forschung eher dem Erreger auf den Grund gehen: „werde dieser erkannt und bekämpft, könne so die Krankheit besiegt werden“[51]. Dass die englischen Hygiene- und Präventionsmaßnahmen gegen die Malaria auch von Erfolg gekrönt waren, zeigt sich im Vergleich mit dem Afrikakorps der deutschen Wehrmacht. „In der westägyptischen Wüste, im Vorfeld der Schlacht von El-Alamein, lag bei den britischen Soldaten unter Feldmarschall Montgomery 1942 die Erkrankungsrate weniger als halb so hoch wie die in Rommels

---

[48] Kopke, Christoph/ Schultz, Gebhard: Die Menschenversuche mit dem Kampfstoff LOST im KZ Sachsenhausen (1939) und die Debatte über den Wehrmachtstoxikologen Wolfgang Wirth, in: Eckart 2006, S.113-129.

[49] Hulverscheidt, Marion: Fiebrige Auseinandersetzungen. Malariaforschungen in der deutschen Armee während des Zweiten Weltkriegs, in: Eckart 2006, S.93-111.

[50] Ebd., S.93.

[51] Ebd., S.94.

Afrikakorps."[52] Der Grund hierfür ist nicht ausnahmslos in der Schwächung durch die Malaria auszumachen, sondern insbesondere in den hygienischen Vorbeugemaßnahmen der Engländer, die in diesem Zusammenhang durchaus kriegsentscheidende Wirkung besaßen.

Grundsätzlich bot gerade die militärische Struktur eine gute Möglichkeit, eine Chemoprophylaxe durchzuführen. Denn durch die gebotene Disziplin unter militärischen Verhältnissen bestand wenigstens in der Theorie die Möglichkeit, eine effektive Prophylaxe durchzuführen. Doch im Verlauf des Krieges zeigte sich sowohl eine unsichere Wirkung der Prophylaxe als auch ein zunehmendes Misstrauen gegenüber den eingesetzten Mitteln. Folgen der Behandlung waren unangenehme Färbungen der Haut und Gerüchte über eine schwindende Zeugungsfähigkeit. Ebenso stellte sich heraus, dass durch die schnellen Truppenbewegungen eine kontinuierliche Durchführung der Prophylaxe nicht durchgehend gewährleistet werden konnte. Als elementar erweist sich dabei allerdings Hulverscheidts Erkenntnis, dass die Stärke des deutschen Militärs in unbedingtem Gehorsam und heroischem Soldatentum, nicht aber in diszipliniertem, hygienischen Handeln lag. Als Folge der dadurch immer häufiger auftretenden Infektionen mit Malariaerregern wurden während des Zweiten Weltkriegs vermehrt die bereits erwähnten Sonderlazarette (so in Berlin, München, Skopje und Meran) eingesetzt, in denen sich ausgewiesene Spezialisten um die Behandlung der erkrankten Soldaten kümmerten und Forschungen für eine erfolgreiche Therapie anstellten.

Ebenso wird von der Autorin der deutsche Stolz erwähnt, der sich in intensiver Forschung nach dem Malariaerreger manifestierte und dabei gleichzeitig bekannte Stereotypen bediente. Indem man sich im Gegensatz zu den englischen Methoden, die eine mechanische Vorbeugung in Form von Netzen vorsah, bewusst für eine chemische Prophylaxe entschied, wird die Auffassung deutlich, „dass sich der deutsche Soldat nicht von Mücken in die Knie zwingen lässt, sondern nur gegen menschliche Gegner kämpft. Der Soldat, der hier die bekannte deutsche Eiche symbolisierte, lässt sich von keiner Krankheit bezwingen."[53] Diese Beobachtung deckt sich mit der Erkenntnis, dass es „innerhalb der Deutschen Armee eine stärkere Tendenz zu heroischen Verhaltensweisen gab, die disziplinierte hygienische Maßnahmen verachteten und als weiche Attitüden darstellten."[54] Somit lässt sich ein Selbstverständnis rekonstruieren, das ganz den nationalsozialistisch-ideologischen Vorgaben entsprach und den deutschen Soldaten als elitäres und robustes Wesen darstellte. Eine weitergehende Untersuchung dieses Selbstverständnisses würde sich mit dem Ergebnis anbieten, dass so die Rolle der deutschen Soldaten auf mentalitätsgeschichtlicher Ebene

[52] Harrison, Mark: Krieg und Medizin im Zeitalter der Moderne, in: Larner 2009, S.11-29, hier S.26f.

[53] Hier bezieht sich die Autorin auf den englischen Medizinhistoriker Mark Harrison, der das Selbstverständnis des deutschen Soldaten hinsichtlich der nationalsozialistischen Forschung während des Zweiten Weltkriegs thematisiert: ***„Elite German units exhibited, to a much greater degree than their British counterparts, an anachronistic masculine code that viewed sickness as a sign of weakness, and medicine as a form of pampering"***, vgl. dazu Harrison 2008, S.5f.

[54] Eckart 2006, S.94.

rekonstruierbar wäre und das Selbstbild des Einzelnen in den Blick genommen werden würde. Hierdurch wäre eine Kontrastierung der Vorstellungen von Wehrmachtsführung und einzelnem Soldaten möglich, so dass die These des furchtlosen, robusten und im rassischen Sinne ‚hochwertigen' Deutschen dekonstruiert werden kann.

Auch die Krebsforschung stand im Fokus der militärischen Forschung, wie Gabriele MOSER in ihrem Beitrag zu den Forschungsarbeiten beim „Reichsbevollmächtigten für Krebsforschung" aufzeigt.[55] Deutlich wird dies am 1942 in Posen gegründeten „Zentralinstitut für Krebserforschung e.V.", dem eine Doppelfunktion zukam. Zum einen sollte hier Krebsforschung betrieben werden und andererseits „defensive Biowaffenforschung"[56]. Unterstützend wirkte hierbei sicherlich die Tatsache, dass dem Institut die Unterstützung und personelle Beteiligung fast aller forschungsrelevanten Organisationen des NS-Staates sicher war. So auch die Wehrmacht, die sich bei Entwicklungsarbeiten auf dem Gebiet der bakteriologischen Kriegsführung beteiligte, was u.a. Arbeiten an Pest- oder Tularämieerregern mit sich brachte. Angestrebt wurden auch Humanexperimente, in denen den Planungen gemäß russische Kriegsgefangene zum Einsatz kommen sollten.[57] Allerdings ist hierbei zu konstatieren, dass hinsichtlich der historischen Vorgänge noch erhebliche Desiderate bestehen. Deutlich wird dies u.a. daran, dass die Geschichte des Zentralinstituts erst zögerlich erforscht wurde. Dies gründet sich wohl auf den Umstand, dass „alle Unterlagen des Zentralinstituts für Krebsforschung zerstört oder vernichtet wurden"[58] oder den Umstand, dass sich die beteiligten Wissenschaftler nach dem Krieg der Verantwortung und der Kenntnis entzogen. Ob aus Scham oder mangelndem Unrechtsbewusstsein wäre ebenfalls ein interessanter Startpunkt für tiefer gehende Forschungen, die aufgrund herangezogener Archivalien, die von der Autorin im Archiv der Adam Mickiewicz-Uniwersytet in Posen entdeckt wurden, auch dahingehend ausgewertet werden könnten. Womöglich würden sich dadurch Tendenzen der Vertuschung oder gar Erkenntnisse hinsichtlich einer aufkommenden Schuldfrage der Beteiligten abzeichnen, die neue Impulse für die Erforschung der genauen Umstände und Hintergründe bieten könnten.

Die militärmedizinische Forschung bot nicht nur Wehrmachtswissenschaftlern, sondern besonders der deutschen Industrie die Möglichkeit, Medikamente und Kampfmittel unter dem Deckmantel des Krieges zu erproben. Ein weit verzweigtes, jedoch nicht immer übereinstimmendes Netz, bestehend aus Teilen der Wehrmacht und der konkurrierenden SS, zivilen Forschungseinrichtungen und der deutschen Industrie sorgte dafür, dass dem ‚Forschen für den Führer' möglichst viel Freiraum für kriegsdienliche Forschungen

[55] Moser, Gabriele: Forschungen für die Abwehr biologischer Kriegsmethoden" und Krebsforschung im Zweiten Weltkrieg: Die Forschungsarbeiten beim „Reichsbevollmächtigten für Krebsforschung", Kurt Blome, 1943-1945, in: Eckart 2006, S.131-150.
[56] Ebd., S.136.
[57] Ebd, S.146.
[58] Ebd., S.131, Fußnote 4.

gelassen wurde. Neben den vielen Kriegsgefangenen, die beispielsweise für die Berechnungen der Verpflegungssätze deutscher Soldaten oder bei den Erprobungen der Nervengaskampfstoffe Tabun und Sarin starben, offenbarte sich im Hungerexperiment Stalingrad ein realitätsfremdes Bild der deutschen militärischen Führung. Während die unterstellten Soldaten in den Kampfzonen der Ostfront an Kälte oder Hunger starben, da die logistischen Möglichkeiten vorwiegend für Munition und Truppenverlegungen anstatt für dringend benötigte Nahrungsmittel und Medikamente reserviert waren, wurden den verbliebenen Soldaten zur Leistungssteigerung Medikamente wie das erwähnte *Pervitin* verabreicht, welche die allerletzten Reserven der Soldaten zur Verfügung stellen und so die Aussicht auf ein erfolgreiches Ende des Krieges sichern sollte.

Die nationalsozialistische Forschung und die Erforschung von militärischen Kampfmitteln im Besonderen sind in den vergangenen Jahren vermehrt in das Licht der historischen Forschung geraten. Dies hat zur Folge, dass die Kampfmittelforschung der Wehrmacht mittlerweile kein wirkliches Desiderat mehr darstellt, da immer mehr Spezialstudien entstehen, die ein deutlich transparenteres Gesamtbild der verschiedenen Forschungseinrichtungen und Verfahrensabläufe zeichnen. Dass es dabei auch zur Aufarbeitung von Verbindungen zwischen Industrie, Wehrmacht und Konzentrationslagern kommt, ist ebenfalls ein Ergebnis mittlerweile jahrelanger Beschäftigungen mit diesem Themenkomplex. Denkbar wäre hierbei auch die Ausweitung auf die im Einsatz befindlichen Sanitätsoffiziere mit der Frage, inwiefern sie womöglich als verlängerter Arm der deutschen Forschung fungierten, um vor Ort und unter Realbedingungen noch nicht zugelassene Medikamente zu testen.

Organisation der Militärmedizin

Zur Organisation der deutschen Militärmedizin sind in den vergangenen Jahrzehnten viele Überblicksdarstellungen erschienen, welche die Gesamtheit der Wehrmachtssanitätswesen von Heer, Luftwaffe und Marine vorwiegend auf biografische, teils oberflächliche oder nicht immer objektive Weise in den Blick nahmen.[59] Dennoch fehlen hierbei insbesondere Spezialstudien, die sich mit wichtigen organisatorischen Einzelaspekten der nationalsozialistischen Militärmedizin befassen. Beispielsweise fehlt bis heute eine umfassende Darstellung des Sanitätsoffizierskorps und eine Typisierung des Sanitätsoffiziers des Zweiten Weltkriegs von Seiten ausgewiesener Militärhistoriker.[60] Der Fokus der neueren Forschung richtet sich dagegen mehr auf die institutionellen Organisationsinstanzen der deutschen Militärmedizin. So sind an dieser Stelle besonders die Arbeiten von Philipp BEHRENDT[61], Yvonne KUPPLICH[62] und

[59] so der bereits zitierte Hubert Fischer mit seiner fast kritiklosen „Geschichte des Sanitätsdienstes“: Fischer, Hubert: Der deutsche Sanitätsdienst 1921-1945, Osnabrück 1982ff oder Buchner, Alex: Der Sanitätsdienst des Heeres. Organisation, Ausrüstung, Einsätze 1939-1945, Eggolsheim-Bammersdorf 2003.
[60] vgl. Neumann 2005, S.17.
[61] Behrendt, Philip: Die beratenden Chirurgen des deutschen Heeres 1939-1945, Freiburg 2003.

Alexander NEUMANN[63] hervorzuheben, welche die Beratenden Ärzte und das Heeressanitätswesen als Untersuchungsgegenstand haben.

Grundlegende Strukturen der Heeressanitätsinspektion und des Amtes „Chef des Wehrmachtssanitätswesens" zeichnet der bereits zitierte Alexander NEUMANN nach, der in seiner Dissertation die organisatorischen und personellen Strukturen des Heeressanitätswesens von 1918-39 mit der Zeit des Zweiten Weltkriegs kontrastiert. Hierbei zeigt er detailliert auf, wie sich die Organisation der Heeressanitätsinspektion im Verlauf des Krieges veränderte. Der Heeressanitätsinspekteur hatte gemäß der Weisung des Oberkommandos der Wehrmacht[64] das gesamte Sanitätswesen der Wehrmacht zu leiten, was aber aufgrund der Konkurrenzsituation des Marinesanitätswesens, der 1935 gegründeten Luftwaffe und dem Heeressanitätswesen kein leichtes Unterfangen war. Denn durch den Einfluss von Luftwaffenchef Hermann Göring erhielt die Luftwaffe beim Neuaufbau ihres Sanitätswesens viele Heeresärzte, die aus den personellen Ressourcen des Heeres stammten und nun dort fehlten.[65] So oblag es dem Heeressanitätsinspekteur, zwischen den verschiedenen Streitkräften zu vermitteln und gleichzeitig ein Sanitätswesen aufzubauen, das für den 1939 beginnenden Krieg gerüstet war. Da sich die personelle Situation der Militärärzte jedoch nicht besserte, wurde vermehrt auf zivile Ärzte ausgewichen. Zu den aktiven 2170 Sanitätsärzten, die zwischen 1939 und 1944 im Kriegsheer eingesetzt wurden, kamen so zusätzlich 20.126 Sanitätsoffiziere der Reserve[66] und die ab 1939 beauftragten Beratenden Ärzte hinzu. Die Stellen der Beratenden Ärzte wurden mit renommierten Persönlichkeiten aus dem zivilen Gesundheitswesen, meist Professoren oder Ordinarien an den wichtigsten medizinischen Universitäten, besetzt, die zwar keine Befehlsbefugnisse, allerdings durch ihre fachliche Kompetenz eine erhebliche Bedeutung besaßen. Sie fungierten als Berater für Fachfragen, als Lehrer für die Aus- und Fortbildung der Sanitätsoffiziere sowie als Überwacher, die durch Truppenbesuche einen Überblick über die medizinischen Verhältnisse erhalten sollten, um daraus ihre Kenntnisse hinsichtlich kriegswichtiger Behandlungsfragen zu erweitern.[67] Ein prominentes Beispiel stellt beispielsweise der Chirurg Ferdinand Sauerbruch dar, der als Beratender Chirurg im Rang eines Generalarztes die chirurgische Versorgung unterstützte.[68]

Die hierarchischen Strukturen innerhalb des Heeressanitätswesens nimmt der Autor ebenfalls in den Blick, indem er aufzeigt, dass einem Armeearzt, der direkt dem jeweiligen Armeekommando unterstand und

[62] Kupplich, Yvonne: Funktion und Leistungen der Beratenden Internisten im Heeressanitätsdienst der deutschen Wehrmacht 1939-1945, Leipzig 1996.
[63] Neumann 2005.
[64] im Folgenden mit OKW abgekürzt.
[65] Neumann 2005, S.80.
[66] vgl. dazu Bleker 1987, S.264f.
[67] vgl. Neumann 2005, S.87.
[68] vgl. hierzu auch die biografische Skizze Wolfgang Uwe Eckarts: Ernst Ferdinand Sauerbruch (1875-1951), in: Fröhlich, Michael (Hg.): Die Weimarer Republik. Portrait einer Epoche in Biografien, Darmstadt 2002, S.175-187, hier S.181f.

dem die ärztliche Verantwortung für die unterstellte Armee oblag, diverse Ressourcen zur Verfügung standen. Neben sechs Feldlazaretten, in denen sich der Großteil der ärztlichen Versorgung abspielte, verfügte er zudem über zwei Sanitätskompanien sowie sechs Krankenkraftwagenzüge. „Diese Truppen wurden bei größeren Verlusten im rückwärtigen Armeegebiet eingesetzt oder zur Unterstützung von Sanitätstruppen unterstellter Verbände verwendet."[69] Gemäß der obersten Maxime des „Blitzkrieges", nämlich Beweglichkeit und Schnelligkeit sicherzustellen, kam dem Einsatz der Sanitätstruppen und hier insbesondere den Kraftfahrzeugen der motorisierten Verbände eine wichtige Aufgabe zu. Sie sollten die nach der Sichtung durch den Militärarzt zu verlegenden Soldaten nach Möglichkeit umgehend in hinter der Front gelegene Verwundetensammelstellen bringen, um hier eine möglichst zeitnahe Behandlung sicherzustellen.

Als problematisch erwiesen sich während des ganzen Krieges die bestehenden ‚Grabenkämpfe' zwischen den einzelnen Sanitätsdiensten von Marine, Luftwaffe und Heer. Diese äußerten sich u.a. in Ressortegoismus und Selbstständigkeitsbestrebungen einzelner Sanitätsdienste, was als Folge eine immer ineffizientere Sanitätsorganisation mit sich brachte, die nach den verlustreichen Niederlagen im Osten besonders sichtbar wurde. Hitler entschloss sich daher 1942 eine zentrale Stelle einzurichten, die als Ziel hatte, alle „gemeinsamen Aufgaben auf dem Gebiet des Sanitätswesens der Wehrmacht, der Waffen-SS und der der Wehrmacht unterstellten oder angeschlossenen Organisationen und Verbände"[70] zusammenzufassen. So entstand das neue Amt „Chef des Wehrmachtssanitätswesens", das mit der Person des Heeressanitätsinspekteurs als Leiter besetzt wurde und somit eine übergeordnete Rolle erhielt. Er besaß zwar das Weisungsrecht gegenüber den Sanitätsinspekteuren von Marine und Luftwaffe, hatte aber faktisch keine Befehlsgewalt, was für eine klare und einheitliche Struktur und Richtung hinsichtlich der Führung des gesamten Sanitätswesens unabdingbar gewesen wäre.

Zudem erwies sich die Wahl des Heeressanitätsinspekteurs als Chef des Wehrmachtssanitätswesens nicht als glücklich, da Siegfried Handloser[71], der das Amt von 1942 bis zum Kriegsende bekleidete, aufgrund mangelnder Durchsetzungsfähigkeit eine untergeordnete Rolle im Sanitätsgefüge der Wehrmacht spielte. Die Konkurrenzsituation zwischen Marine-, Luftwaffe- und Heeressanitätswesen sollte mit der Einführung einer übergeordneten Ebene eigentlich unterbunden werden, doch in Wirklichkeit änderte sich in den letzten Kriegsjahren kaum etwas an den bereits existenten Parallelstrukturen.[72]

---

[69] Neumann 2005, S.88.

[70] Ebd., S.112.

[71] zur Biografie Siegfried Handlosers vgl. auch die biografische Skizze von Wolfgang Uwe Eckart: Generaloberstabsarzt Prof. Dr.med. Siegfried Handloser, in: Ueberschär, Gerd Rolf (Hg.): Hitlers militärische Elite. Vom Kriegsbeginn bis zum Weltkriegsende. Band 2, Darmstadt 1998, S.88-92.

[72] Neumann 2005, S.110f.

Zeitgleich erfolgte auch die Ernennung und Etablierung des „Reichskommissars für das Sanitäts- und Gesundheitswesen" in Person von Karl Brandt[73], der nicht nur Hitler persönlich unterstand, sondern auch berechtigt war, den „Dienststellen und Organisationen des Staates, der Partei und der Wehrmacht, die sich mit den Aufgaben des Sanitäts- und Gesundheitswesens befassen, Weisungen zu erteilen"[74]. Diese vermeintlich sinnvolle Reorganisation des zivilen und militärischen Sanitätswesens brachte vielleicht Vorteile, doch für die Militärmedizin erwies sich diese neue Struktur nicht als förderlich. Zu viele Kompetenzstreitigkeiten und dadurch entstehende Reibungsverluste hatten eine immer schlechter werdende medizinische Versorgung der Soldaten zur Folge.

Die organisatorischen Aspekte der nationalsozialistischen Militärmedizin wie etwa personeller Aufbau und Kompetenzbereiche sind in der Vergangenheit recht ausführlich dargestellt worden. Jedoch sind es im Besonderen die Wirkungszusammenhänge der einzelnen Bereiche, die einer noch ausführlicheren wissenschaftlichen Untersuchung bedürfen, da sich so auch das sanitätsdienstliche Zusammenspiel aller Teilstreitkräfte während des Krieges abbilden lässt. Die Untersuchung zur Heeressanitätsinspektion und dem Amt „Chef des Wehrmachtssanitätswesens" bildet hierfür ein gelungenes Beispiel, da neben den reinen Funktionsabläufen und personellen Strukturen explizit auch die anderen Teilstreitkräfte mit ihren Sanitätswesen in den Fokus der Untersuchung gerückt werden. Eine Ausweitung auf andere Dienststellen oder Teilstreitkräfte würde schließlich die logische wie sinnvolle Aufarbeitung des gesamten Wehrmachtssanitätswesens bedeuten, die für ein Verständnis der damaligen Verhältnisse unabdingbar ist. Ein wichtiger Bereich, der ebenfalls noch der intensiveren Erforschung bedarf, ist im (Spannungs-) Verhältnis von Militär- und Zivilmedizin auszumachen. Einzelne Untersuchungen[75] haben dahingehend bereits ein gewisses Konfliktpotential angedeutet, doch wäre hier eine flächendeckende Aufarbeitung wünschenswert. Möglich wären dann gezielte und auch übergreifende Aussagen hinsichtlich der Akzeptanz der Militärmedizin innerhalb der Zivilbevölkerung oder das Aufzeigen von Konflikten, die sich etwa durch die Inbesitznahme ziviler Krankenhäuser durch Wehrmachts- und SS-Teile ergaben.

Psychologische und psychiatrische Herausforderungen an die Militärmedizin

Die Wehrpsychiatrie ist durch die kriegerischen Auseinandersetzungen in den letzten 150 Jahren ein stetig wachsender Bereich militärmedizinischen Handelns geworden, der bis in die heutige Zeit reicht. Aktuelle Kriegseinsätze der Bundeswehr in Afghanistan oder amerikanischer Truppen im Irak bilden dabei

[73] vgl. dazu auch die 2009 erschienene Biografie über Karl Brandt, der nicht nur „Reichskommissar" war, sondern zudem auch Hitlers Leibarzt: Schmidt, Ulf: Hitlers Arzt Karl Brandt: Medizin und Macht im Dritten Reich, Berlin 2009.

[74] Neumann 2005, S.114.

[75] so u.a. Harms, Ingo: "Wat mööt wi hier smachten...". Hungertod und „Euthanasie" in der Heil- und Pflegeanstalt Wehnen 1936-1945, Oldenburg [3]2008, S.52f oder auch Süß, Winfried: Der „Volkskörper" im Krieg. Gesundheitspolitik, Gesundheitsverhältnisse und Krankenmord im nationalsozialistischen Deutschland 1939-1945, München 2003, S.280f.

vermehrt Belastungssituationen für die Soldaten ab, die in Diagnosen wie dem „posttraumatischen Belastungssyndrom“[76] mittlerweile auch öffentliche Anerkennung gefunden haben. Dabei ist besonders der Erste Weltkrieg, der zum ersten Mal das riesige Vernichtungspotenzial moderner Waffen erkennen ließ, als Wendepunkt militärischer wie medizinischer Art zu bezeichnen. Denn zum ersten Mal lag die Zahl der Todesfälle aufgrund von Erkrankungen unter der Zahl der Toten, die an ihren Verwundungen im Schlachtfeld starben.[77] Die Szenen, die sich an den verschiedenen Frontverläufen abspielten, sorgten für weitreichende Traumatisierungen der anwesenden und beteiligten Soldaten, da die eingesetzte Technik in Waffen- und Granatenform ein bislang ungekanntes Zerstörungsvolumen aufzeigte. Bedingt durch die technischen Weiterentwicklungen in den 1920/30er Jahren auf den Gebieten der Kampfmittel- und Waffenforschung standen die Soldaten daher auch zu Beginn des Zweiten Weltkriegs erneut vor der Konfrontation mit unmenschlichen Szenarien und verstörenden Eindrücken. Den *psychologischen und psychiatrischen Herausforderungen*[78] *an die Militärmedizin* kommt somit eine besondere Bedeutung zu, da in dieser Kategorie die individuellen psychischen Reaktionen des Soldaten auf kriegerische Umgebungen einen Rahmen erfahren.

Dass viele Soldaten enorm unter den Eindrücken des Kriegsalltags während des Zweiten Weltkriegs litten, ist in der bisherigen Forschung bereits in vielfältiger Weise behandelt worden[79], doch bietet gerade die Wehrpsychiatrie die Möglichkeit, einen besonderen Bereich der Mentalitätsgeschichte während des Zweiten Weltkriegs zu erforschen. Die unmittelbaren Erfahrungen und Erlebnisse der Soldaten, die durch passives Ausharren in den Schützengräben und die permanente Todesdrohung maßgeblich beeinflusst wurden, zeigen eine ganz eigene Sicht auf den Krieg, die beispielsweise mit den Ansichten der militärischen und nationalsozialistischen Führung kontrastiert werden kann. Dies kann dazu beitragen, neben den offiziellen ideologisch geprägten Berichten eine ‚Geschichte von unten’ zu schreiben. Der Wert dieser ‚(Militär-) geschichte von unten’ besteht vor allem darin, dass man ein genaueres Bild von den psychischen und emotionalen Dimensionen erhält, die die Kriegserlebnisse der Soldaten prägten.[80]

---

[76] Zur Geschichte des posttraumatischen Belastungssyndroms (PTBS) vgl. Shephard, Ben: Die Psychiatrie des Krieges ist zu wichtig, um sie den Psychiatern zu überlassen, in: Larner 2009, S.175-187, hier S. 182f oder zur historischen Kontextualisierung des Trauma-Konzepts auch Seidler, Günther/ Eckart, Wolfgang Uwe (Hg.) Verletzte Seelen. Möglichkeiten und Perspektiven einer historischen Trauma-forschung, Gießen 2005.

[77] Larner 2009, S.23f.

[78] Unter psychologischen Herausforderungen wird in diesem Forschungsbericht der Umgang mit den Formen der individuellen Empfindung verstanden, die unter dem Eindruck von (Kriegs-)Umwelt, d.h. Personen, Orte und Ereignisse, entstehen. Unter psychiatrischen Herausforderungen alle Maßnahmen, die zur Prävention, Rehabilitation oder Versorgung von Menschen mit einer psychischen Störung gehören. vgl. dazu Pschyrembel, Willibald (Hg.): Klinisches Wörterbuch (Pschyrembel Klinisches Wörterbuch 263), Berlin 2011.

[79] vgl. dazu Seidler 2005, hier insbesondere S.7-23; und allgemein zur Militärpsychiatrie im Zweiten Weltkrieg: Blaßneck, Klaus: Militärpsychiatrie im Nationalsozialismus. Kriegsneurotiker im Zweiten Weltkrieg, Würzburg 2000; Riedesser, Peter/ Verderber, Axel: „Maschinengewehre hinter der Front“. Zur Geschichte der deutschen Militärpsychiatrie, Frankfurt am Main ³2011; Müller, Roland: Wege zum Ruhm. Militärpsychiatrie im Zweiten Weltkrieg. Das Beispiel Marburg, Köln 2011.

[80] vgl. dazu: Ulrich, Bernd: „Militärgeschichte von unten“. Anmerkungen zu ihren Ursprüngen, Quellen und Perspektiven im 20.Jahrhundert, in: Geschichte und Gesellschaft 22 (1996), S.473-503 oder auch Wette, Wolfram (Hg.): Der Krieg des kleinen Mannes. Eine Militärgeschichte von unten, München ³1998.

Dass es während des Zweiten Weltkriegs Handlungsbedarf hinsichtlich psychisch auffälliger Soldaten gab, zeigt sich am Beitrag von Henning TÜMMERS, der sich den Tübinger Reservelazaretten annimmt und die behandelnden Ärzte und ihre Handlungsspielräume im Umgang mit vermeintlichen ‚Psychopathen' in den Blick nimmt.[81] Hierbei konstatiert er für den Nationalsozialismus, dass die maßgebliche Grundlage für den Umgang mit psychisch kranken Soldaten die Erfahrungen während des Ersten Weltkriegs waren. So wurde den „gefährlichen Psychopathen" unter den psychisch kranken Soldaten die größte Schuld an der Niederlage von 1918 beigemessen, da sie einerseits als „Störer" agierten und mit ihrem „asozialen Verhalten" und ihrem kriminellen Potential gezielt die Schwächung der deutschen Militärkraft in Kauf nahmen.[82] Daher sollten alle „Psychopathen erfasst, registriert, isoliert, an der Front gehalten, in Konzentrationslager eingewiesen oder sogar ermordet werden", wie es aus einem Bericht über die Tagung der Militärärztlichen Gesellschaft am 2.11.1937 in München hervorgeht.[83] Ganz den rassenideologischen Vorstellungen der Nationalsozialisten entsprechend, wurden psychische Reaktionen oder Neurosen[84] auf den ‚schwachen Willen' des Soldaten zurückgeführt, die anders als kriegsbedingte Verletzungen des Nervensystems wie etwa Rückenmarksverletzungen oder Nervenschussverletzungen als Wehrdienstbeschädigung mit finanzieller Entschädigung nicht anerkannt wurden. Ein Zusammenhang zwischen den Kriegserlebnissen und der seelischen Erkrankung wurde ausgeschlossen. Stattdessen galt fortan, dass die psychischen Symptome der Kriegsteilnehmer ausschließlich mit einer charakterlichen und angeborenen ‚Minderwertigkeit' erklärt werden könnten.[85]

Bei der Behandlung von Soldaten in Reservelazaretten wurde auch auf die Erfahrung der Beratenden Ärzte, hier in Form von Psychiatern, zurück gegriffen, die den Ersten Weltkrieg oftmals als junge Militärärzte miterlebt hatten.[86] Sie ordneten wie die restlichen Beratenden Ärzte als Vertreter der jeweiligen medizinischen Disziplin das Wohl des einzelnen Soldaten der Schlagkraft der Truppe unter. Hieraus ergibt sich ein Bild der Beratenden Ärzte, das nicht nur darauf bedacht war, etwa bei Konsultationen als Experten zu fungieren. Es bot sich vielmehr die Möglichkeit, auf ihre Weise die Truppenstärke zu vergrößern und schwindender Kampfmoral der Soldaten entgegen zu wirken, indem sie vermeintlich simulierende Patienten wieder an die Front schickten. Somit waren sie als Helfer der Wehrmacht nicht zu verkennen, obwohl sie mit ihren Maßnahmen auch dafür sorgten, dass Soldaten mit

[81] Tümmers, Henning: Fern der Berliner Zentrale. Tübinger Ärzte und ihre Handlungsspielräume im Umgang mit Psychopathen, in Quinkert 2010, S.104-128.
[82] Vgl. ebd., S.104.
[83] Ebd, S.105, Fußnote 6.
[84] Unter Neurosen werden in diesem Bericht, angelehnt an zeitgenössische Formulierungen, psychische Störungen verstanden, die sich konfliktbedingt ergaben und keiner organischen Fehlfunktion zu Grunde liegen.
[85] Vgl. dazu Blaßneck 2000, S.23.
[86] Zu den Beratenden Ärzten siehe Behrendt 2003, Kupplich 1997 oder explizit zu den Beratenden Psychiatern: Berger, Georg: Die Beratenden Psychiater des deutschen Heeres 1939-1945, Frankfurt am Main 1998.

erheblichen Krankheiten wieder auf die Schlachtfelder zurück geschickt wurden und sie so eine Verlängerung des Krieges unterstützten.[87]

Dr. Hermann Hoffmann, ärztlicher Leiter des Reservelazaretts in Tübingen und zugleich Beratender Psychiater, bildete hierbei eine Ausnahme. Er war hinsichtlich militärischer Vorgänge eher desinteressiert und sah sich selber mehr als Wissenschaftler denn als Soldat. Entgegen der klaren Vorgabe der Wehrmacht, die „beschleunigte Wiederherstellung der Dienstfähigkeit“[88] zu forcieren, sah er das Ziel seiner Arbeit eher darin, wissenschaftlichen Forschungen nachzugehen, die Arbeit im Lazarett unterstellten Mitarbeitern zu überlassen und dem von der sanitätsdienstlichen Führung geforderten energischen Durchgreifen bei der Patientenversorgung mittels erweiterter Handlungsspielräume für seine Ärzte entgegen zu wirken. Dies äußerte sich u.a. darin, dass die Begutachtung vom Verhalten des Patienten abhängig gemacht wurde. Je positiver das Sozialverhalten und je größer die therapeutischen Fortschritte, desto ‚angenehmer' waren die Behandlungsmethoden. Dies konnte bedeuteten, dass vorgeschriebene Behandlungen mit Sedativa, Isolation, Arbeitstherapie, Insulin-, Elektro- und Kardioschockbehandlungen nicht zwangsweise angewendet werden mussten. Ebenso war es gängige Praxis, höhere Dienstgrade von allzu schmerzhaften Behandlungsmethoden wie etwa der ‚Kaufmann-Kur'[89] auszuschließen oder ihnen Genesungsurlaube oder erweiterte Mittagsruhe zu verordnen, was ebenso belegt, dass in Tübingen eine 2-Klassen-Medizin praktiziert wurde.[90]

Die aufgenommenen Soldaten verblieben in der Regel drei bis vier Wochen in Tübingen, um sie danach wieder an die Front zu schicken oder weitere Maßnahmen durchzuführen. Dies konnte u.a. bedeuten, dass „intellektuell unterbegabte Psychopathen, die trotz Therapie stumpf blieben und bei denen eine Gefährdung der Kameraden nicht ausgeschlossen werden konnte, als arbeitsverwendungsfahig (a.v.) abgeschoben [wurden]. Soldaten, die sich völlig gehen ließen und sich frech benahmen, überstellte man zwecks erzieherischer Maßnahmen in ein sogenanntes Feldsonderbataillon [...]. Schließlich gelangten Patienten, bei denen die Behandlung kein sichtbares Ergebnis erbracht hatte, entweder in ein anderes Reservelazarett oder in eine psychiatrische Anstalt“.[91]

Unter der Aufsicht des Leiters Hermann Hoffmann wurde das Tübinger Reservelazarett zu einem besonderen Ort militärpsychiatrischer Behandlungspraxis, den ein „reiches Repertoire an

[87] Zu diesem Ergebnis kommt auch Alexander Neumann, vgl. hierzu Neumann 2005, S.213.
[88] Quinkert 2010, S.114.
[89] „Bei der Kaufmann-Kur wurde den Soldaten mit Hilfe von faradischem Strom und unter regelmäßiger verbaler Suggestion solange Schmerzen zugefügt, bis deren Wille wieder glatt und gerade war.“, siehe dazu Quinkert 2010, S.15.
[90] Ebd., S.122.
[91] Ebd., S.116f.

Behandlungsmethoden, einen gleichgültigen Beratenden Psychiater und breite Handlungsspielräume“[92] auszeichnete. Auch wenn TÜMMERS Beitrag den Bereich der militärpsychiatrischer Praxis nach 1939 aufgrund seiner eher geringen Quellenlage[93] lediglich anreißt, bleibt doch festzuhalten, dass bislang nur eine umfangreichere Studie existiert, die auf aussagekräftigem Quellenmaterial in Form von Krankenakten beruht.[94] Die anderen Studien stützen sich vornehmlich auf interne Verlautbahrungen der beteiligten Psychiater oder aber auf deren Publikationen. Die militärpsychiatrische Behandlungspraxis ist daher eine Forschungslücke, die es in künftigen Untersuchungen zu schließen gilt. Denkbar wäre hier auch die Ausweitung auf Reservelazarette der Marine, die vorwiegend Marinesoldaten als Patienten hatten, um so alle Teilstreitkräfte zu fokussieren und einen möglichst umfassenden Blick auf die Militärpsychiatrie während des Zweiten Weltkriegs zu gewinnen.

Dass die Eindrücke des Kriegsalltags auch in sexueller Hinsicht verarbeitet wurden, zeigt Peter STEINKAMP auf, indem er sich autoerotischen Unfällen von Soldaten widmet.[95] Bislang wurden mehrere sexualmedizinische Themenfelder in der Forschung berücksichtigt, so u.a. Geschlechtskrankheiten und ihre Prävention[96], homosexuelle Handlungen unter Soldaten[97], sexuelle Beziehungen zwischen deutschen Besatzungsangehörigen und einheimischen Frauen sowie Sexualverbrechen deutscher Wehrmachtsangehöriger[98]. Den sexuellen Bedürfnissen der Soldaten wurde in Form von Wehrmachtsbordellen begegnet, die im rückwärtigen Kriegsgebiet etabliert wurden. Somit sollte es zu einer „sexuellen Versorgung“[99] deutscher Soldaten kommen, die als fester Bestandteil des Besatzungsalltags fungierte. Dennoch waren hiermit nicht alle sexuellen Bedürfnisse erfüllt, was sich durch die Selbstbefriedigung der Soldaten ausdrückt. Die Situation, von der Familie und insbesondere von den (Ehe-)Partnern getrennt zu sein, einhergehend mit den im Frontalltag durchlebten Geschehnissen, führte dazu, dass die Soldaten auch ohne den Bordellbesuch, der bis zu zehn Reichsmark kosten konnte[100], Formen der psychischen Ablenkung und physischen Entspannung suchten. Somit bedient die Selbstbefriedigung von Wehrmachtssoldaten ein wichtiges Feld der Wehrpsychiatrie, nämlich die individuelle Verarbeitung des

[92] Ebd., S.127.
[93] Der Beitrag basiert auf einer Auswertung von 40 zufällig ausgewählten Krankenblättern von Patienten und dient als qualitative Vorstudie zu einem geplanten Dissertationsprojekt, das sich eingehend mit der Tübinger Kriegspsychiatrie auseinander setzen soll. Vgl. dazu auch Fußnote 18 des Beitrags.
[94] siehe Müller 2011. Der Vorteil von Krankenakten liegt u.a. in der Möglichkeit, Einblicke zu gewinnen, die beide Seiten militärmedizinischer Behandlungspraxis abbilden, die des sanitätsdienstlichen Personals und die der Patienten. Zudem besteht so die Chance, den Krankenalltag, die Behandlungsformen oder politisch-ideologische Einflüsse, z.B. in Form von disziplinarischen Anweisungen, zu rekonstruieren.
[95] Steinkamp, Peter: Ungewöhnliche Todesfälle bei der Wehrmacht: Autoerotische Unfälle von Soldaten, in Eckart 2006, S.195-206.
[96] vgl. dazu Eckart, Wolfgang Uwe/ Plassmann, Max: Verwaltete Sexualität. Geschlechtskrankheiten und Krieg, in: Larner 2009, S.101-117 oder auch Mai, Alexander: Geschlechtskrankheiten als Gegenstand präventiven und therapeutischen Handelns im Wehrmachtssanitätswesen von 1934 bis 1945, Leipzig 2000.
[97] vgl. dazu Seidler, Franz: Prostitution, Homosexualität, Selbstverstümmelung. Probleme der deutschen Sanitätsführung 1939-1945, Neckargemünd 1977 oder auch Meinen, Insa: Wehrmacht und Prostitution während des Zweiten Weltkriegs im besetzten Frankreich, Bremen 2002.
[98] vgl. dazu Beck, Birgit: Wehrmacht und sexuelle Gewalt. Sexualverbrechen vor deutschen Militärgerichten 1939-1945 (Der Krieg in der Geschichte 18), Paderborn 2004.
[99] Meinen 2002, S.17.
[100] Ebd., S.209f.

Kriegsalltags. Insbesondere die autoerotischen Unfälle deutscher Soldaten sind bislang kaum erforscht, was u.a. auch darauf zurück zu führen ist, dass die Quellenlage sehr dürftig ist. In den Akten der Militärjustiz sind diese Fälle nur dann aufgeführt, wenn es sich um Anstoß erregende sexuelle oder exhibitionistische Handlungen, etwa vor Dritten, handelte. Da diese Vorfälle nicht immer schriftlich erfasst oder auch verschwiegen wurden, besteht rückwirkend nur die Möglichkeit, in Obduktionsprotokollen des Beratenden Pathologen des Heeressanitätsinspekteurs geeignete Fälle auszumachen.[101] Dennoch muss darauf hingewiesen werden, dass die Pathologen die Hintergründe des Todes aufgrund mangelnder Kenntnis nicht immer richtig deuteten und so nicht zwingend von einem autoerotischen Unfall als Todesursache[102] ausgingen. Somit ist es durchaus möglich, dass eine gewisse Anzahl weiterer Fälle noch unerkannt bzw. fehlgedeutet in den Akten vorliegt.

Auf die Ermordung von weißrussischen Psychiatriepatienten im besetzten Mogilew durch deutsche Sanitätssoldaten weisen Ulrike WINKLER und Gerrit HOHENDORF in ihrem Beitrag zur Psychiatriegeschichte im Kriegsgebiet hin.[103] Ihre Intention für eine Beschäftigung mit dem Thema findet sich u.a. darin, dass die Patienten der psychiatrischen Krankenhäuser, die während des Ostfeldzugs ermordet wurden, zu den weitestgehend vergessenen Opfern der nationalsozialistischen Gewaltherrschaft gehören und die aktive Beteilung der Wehrmacht an den Krankenmorden im osteuropäischen Raum anhand jüngst ausgewerteter Aktenfunde immer deutlicher wird.

Kennzeichnend für das Vorgehen von Wehrmacht, Zivilverwaltung und Einsatzgruppen der Sicherheitspolizei gegen die Patienten in den besetzten Anstalten war ein einheitliches Schema. Zuerst wurde die Lebensmittelversorgung auf ein notwendiges Minimum reduziert, woraufhin dann der arbeitsunfähige Anteil der Patienten ermordet wurde. Schließlich erfolgte die vollständige Liquidierung der Anstaltsbewohner, die in Form von Massenerschießungen, speziell präparierten Gaswagen, Vergiftung mit Medikamenten oder systematischen Verhungern oder Erfrieren lassen Anwendung erfuhr. Deutlich wird an dem gesamten Vorgehen das „Nützlichkeitsbestreben"[104] der Wehrmacht, da diese für die stetigen Kämpfe an der Front entsprechende Räumlichkeiten für die Versorgung deutscher Soldaten benötigte. So wurden nach bisherigem Stand annähernd 17.000 psychisch kranke Patienten in den okkupierten sowjetischen Gebieten ermordet[105], wobei insbesondere Militärärzten eine wesentliche Rolle zukam. Sie waren notwendig, um die vorgefundenen Patienten in „arbeitsunfähige Kranke, arbeitsfähige chronische

[101] Der Autor hat hierzu die Obduktionsprotokolle des Beratenden Pathologen untersucht und insgesamt 9 Fallbeispiele für autoerotische Stimulation mit Todesfolge ausfindig gemacht, vgl. Eckart 2006, S.204f.

[102] Die Ursache für den tödlichen Ausgang autoerotischer Unfälle war oftmals eine bewusst herbeigeführte Sauerstoffunterversorgung. Die Opfer befanden sich dabei durchweg in einem jungen oder sehr jungen Alter, d.h. nicht älter als 30.

[103] Winkler, Ulrike/ Hohendorf, Gerrit: „Nun ist Mogiljow frei von Verrückten". Die Ermordung der Psychiatriepatientinnen in Mogilew 1941/42, in: Quinkert 2010, S.75-103.

[104] Ebd.,S.80.

[105] Eine tabellarische Übersicht findet sich ebd., S.81f.

Kranke und Frischerkrankte, die einer Behandlung bedurften"[106], einzuteilen. Im weiteren Verlauf wurden diese dann systematisch ausgehungert und schließlich von Wehrmachts- oder auch SS-Einheiten ermordet.

Die Kalkulation der Wehrmachtsführung, besetzte Länder für die eigenen Belange radikal auszubeuten, wird am Beispiel Mogilew in mehrfacher Hinsicht deutlich. Nicht nur, dass den Patienten und der Zivilbevölkerung konsequent Nahrung vorenthalten und für die eigenen Truppen beschlagnahmt wurde, auch medizinische Aspekte spielten bei der Okkupation eine große Rolle. Indem man bestehende Infrastrukturen in Form von Krankenhäusern besetzte, auf personelle Ressourcen wie Krankenschwestern und Pflegepersonal zurückgriff und die Patienten verhungern und ermorden ließ, wurde die sanitätsdienstliche Versorgung eigener Soldaten sichergestellt. Die Gründe, die neben den militärisch-logistischen Erwägungen für das brutale Vorgehen gegen die Zivilbevölkerung und die Patienten stehen, sind zweifellos auch ideologischer Natur. Die deutsche Propaganda versuchte mit ihrer Forderung, Lebensraum im Osten zu gewinnen und ihn „rücksichtslos zu germanisieren"[107], den Soldaten der Wehrmacht eine Legitimation des Ostfeldzuges zu suggerieren. Somit ist davon auszugehen, dass viele (Sanitäts-)Soldaten durch den ideologischen Einfluss bereitwilliger an das ausgelobte Ziel der Germanisierung des Ostens glaubten, als den verbrecherischen Charakter ihrer Handlungen zu realisieren.

Auch wenn die Medizin während des Nationalsozialismus und des Zweiten Weltkriegs aufgrund einer stetig wachsenden Anzahl von Publikationen[108] in der medizinhistorischen Forschung fast omnipräsent erscheint, so lassen sich gerade für die Militärpsychiatrie in der ersten Hälfte des 20.Jahrhunderts noch erhebliche Desiderate ausmachen. Für den Ersten Weltkrieg haben insbesondere Paul Lerner, Jason Couthamel und Philipp Rauh mit ihren Untersuchungen wichtige Erkenntnisse hinsichtlich der entstandenen Traumatisierungen und weiteren Behandlungen geliefert.[109] Doch hinsichtlich der nachfolgenden Jahre bis zur deutschen Kapitulation 1945 sind noch erhebliche Lücken auszumachen. Beispielsweise steht bislang eine systematische Analyse des Einflusses des Ersten Weltkriegs auf die Medizin des Nationalsozialismus aus. Auch wenn mittlerweile einzelne Beiträge[110] belegen, dass weite Kreise der nationalsozialistischen Ärzteschaft die sozialdarwinistische Auffassung vertraten, dass auf dem Schlachtfeld millionenfach „hochwertige" Männer gestorben seien, während sich die „Untauglichen" oder

[106] Ebd., S.90.

[107] Aus den Ausführungen Adolf Hitlers gegenüber den Befehlshabern von Marine und Heer am 3.Februar 1933, vgl. Hofer, Walter: Der Nationalsozialismus. Dokumente 1933-1945, Hamburg 1957, S.180f

[108] Eine gelungene Übersicht über aktuelle Diskurse sowie bislang erschienene Werke findet sich in Jütte 2011.

[109] vgl. dazu Crouthamel, Jason: „Hysterische Männer"? Traumatisierte Veteranen des Ersten Weltkriegs und ihr Kampf um Anerkennung im „Dritten Reich", in: Quinkert 2010, S.29-53 oder Rauh, Philipp: Von Verdun nach Grafeneck. Die psychisch kranken Veteranen des Ersten Weltkriegs als Opfer der nationalsozialistischen Krankenmordaktion T4, in: Quinkert 2010, S.54-74 oder auch Lerner, Paul: „Ein Sieg deutschen Willens": Wille und Gemeinschaft in der deutschen Kriegspsychiatrie, in: Eckart, Wolfgang Uwe/ Gradmann, Christoph (Hg.): Die Medizin und der Erste Weltkrieg, Herbholzheim ²2003, S. 85-108.

[110] wie etwa Eckart, Wolfgang Uwe: „Der größte Versuch, den die Einbildungskraft ersinnen kann." Der Krieg als hygienisch-bakteriologisches Laboratorium und Erfahrungsfeld, in: Ders. 2003, S.299-319.

„Minderwertigen" zu Hause in Sicherheit gebracht hätten, so bleibt zu konstatieren, dass der Erste Weltkrieg für die nationalsozialistische Bewegung als auch für die militärische Führung im ‚Dritten Reich' eine kaum zu überschätzende Wirkung besaß.[111] Dies wird besonders durch die vielfach geäußerten Ansichten deutscher Militärpsychiater deutlich, nach denen die Kriegsneurotiker möglichst im Vorfeld erkannt und ausgemustert werden sollten, „damit sie andere Soldaten gar nicht erst anstecken konnten"[112]. Psychisch auffällige Soldaten sollten nach Möglichkeit einer disziplinarischen psychiatrischen Behandlung unterzogen werden, um ein Tapferkeits- und Ehrgefühl in ihnen zu erwecken.
Ein erstes Ergebnis dieses geforderten rigorosen Durchgreifens zeigte sich in der ersten Phase des Zweiten Weltkriegs, in der es nach Richard JUNG zu einem „Gestaltenwandel der Kriegsneurose"[113] kam. Statt eines hysterischen Verhaltens, wie es noch im Ersten Weltkrieg beobachtet wurde, reagierten viele Soldaten mit somatischen Beschwerden. Diese äußerten sich in nervösen Magenleiden oder anderen abdominalen oder thorakalen Beschwerden, welche die Gründung von Sonderbataillonen, z.B. für Magenkranke, als Folge hatte. Da die medizinhistorische Forschung diesem Wandel bislang noch keine Rechnung getragen hat, ist insbesondere in der Therapie psycho-somatischer Krankheitssymptome von Soldaten an der Schnittstelle von innerer und psychiatrischer Militärmedizin ein weiteres Desiderat auszumachen, das einer wissenschaftlichen Untersuchung bedarf.

Das oberste Ziel der deutschen Wehrpsychiatrie stellte von Beginn an, und ab der Niederlage in Stalingrad sogar noch vermehrt, die Wiederherstellung der soldatischen Kampfkraft dar. Die Behandlung fand somit zwangsläufig in einem „Spannungsfeld zwischen individueller Betreuung und militär-immanenten Zwängen"[114] statt, das sich in der Einführung eines Drei-Stufen-Modells äußerte. Zunächst sollten Ruhe, Erholung, kameradschaftlicher Zuspruch und die Abwesenheit vom Kampfort eine Linderung der Beschwerden herbei führen. In einem nächsten Schritt erfolgten dann medikamentöse Therapien, z.B. in Form von Beruhigungsmitteln, worauf schließlich bekannte und erprobte psychiatrische Behandlungsformen wie etwa Kreislauf- und Elektroschocks eingesetzt wurden.[115]
Trotzdem ist der Behandlungsalltag von psychisch kranken Soldaten bis heute noch nicht umfassend erforscht, obgleich Untersuchungen wie die zu Tübinger oder Marburger Reservelazaretten einen ersten Schritt zur historischen Aufarbeitung und damit besseren Transparenz militärpsychiatrischer Praxis bieten. Um ein umfassenderes Verständnis der deutschen Militärpsychiatrie im Zweiten Weltkrieg zu erlangen, steht sowohl ein systematischer Vergleich mit der psychiatrischen Behandlung von Zivilisten wie auch ein Vergleich der deutschen Militärpsychiatrie mit der Entwicklung in anderen Ländern bislang noch aus. Ein

[111] vgl. dazu Quinkert 2010, S.18f.
[112] Ebd., S.20.
[113] Jung, Richard: Einleitung zur Kriegspsychiatrie, in: Gruhle, Hans Walter u.a. (Hg.): Psychiatrie der Gegenwart. Forschung und Praxis. Band 3: Soziale und angewandte Psychiatrie, Berlin 1961, S.571f.
[114] Quinkert 2010, S.21.
[115] Zu den verschiedenen Behandlungsformen siehe auch Blaßneck 2000, S.55-64.

anderer Ansatzpunkt medizinhistorischer Forschung wäre auch die Behandlungspraxis von deutschen Zivilisten, die von Luftkrieg und Bunkersituation geprägt war. Hier wäre es interessant zu erfahren, wie Ärzte auf Panikattacken und Zusammenbrüche eingewiesener Patienten reagierten. Die psychischen Folgen auf die Zivilbevölkerung infolge permanenter Bedrohung durch den Krieg sind von der Forschung bislang eher unberücksichtigt geblieben. Welche Rolle spielten dabei Frauen oder Kinder als Patientengruppen? Eine Beantwortung dieser Fragestellungen könnte beispielsweise durch die Auswertung von Patientenakten oder psychiatrischer Gutachten ziviler Krankenhäuser erfolgen, die ein bisher kaum ausgeschöpftes Reservoir für die historische Forschung zum Thema ‚Krieg und Psychiatrie' darstellt.[116]

Ausblick

Als ehemaligem Kriegsgegner kommt England in der militär- und medizinhistorischen Betrachtung eine besondere Rolle zu. So waren es beispielsweise englische Truppen, die Feldmarschall Erwin Rommel in Nordafrika gegenüberstanden und mit den gleichen klimatischen Verhältnissen umgehen mussten, wie die deutschen Soldaten. Auch die englische Zivilbevölkerung litt unter den Bombenangriffen der Luftwaffe, bevor alliierte Truppen im Gegenzug auch deutsche Städte angriffen. Somit sind durchaus gewisse Parallelen zwischen beiden Nationen zu erkennen. Beim Blick auf die historische Aufarbeitung und Interpretation der Situationen während des Zweiten Weltkriegs insbesondere durch (Medizin-)Historiker ergibt sich allerdings ein divergierendes Bild. Während in Deutschland die Bewertung der sanitätsdienstlichen Verhältnisse in den Kriegsgebieten und in der Heimat in den letzten beiden Jahrzehnten stetig an Bedeutung gewann und auch vermehrt die Zivilbevölkerung und die kollektive Erinnerung an den Zweiten Weltkrieg in den Blick der Forschung gerät[117], so ist auf englischer Seite mit dem Grundlagenwerk „Medicine & Victory" von Mark Harrison[118] lediglich ein wissenschaftliches Werk zu nennen, das sich explizit mit der Rolle der englischen Militärmedizin während des Zweiten Weltkriegs beschäftigt. Ein Grund ist sicherlich in der Tatsache zu finden, dass sich die englische medizinhistorische Geschichtsschreibung bislang eher mit dem Ersten Weltkrieg beschäftigt hat. Diese „Urkatastrophe des 20.Jahrhunderts"[119] wird von der englischen Historiographie als der ‚Krieg aller Kriege' angesehen, der England im 20. Jahrhundert entscheidend geprägt hat.[120] Dies bestätigt das Bild, dass der Zweite Weltkrieg in der wissenschaftlichen und öffentlichen Wahrnehmung im Vergleich zum Ersten Weltkrieg

[116] Vgl. dazu Quinkert 2010, S.26.

[117] dies gilt besonders für den Luftkrieg, vgl. dazu: Süß, Dietmar: Tod aus der Luft: Kriegsgesellschaft und Luftkrieg in Deutschland und England, München 2011; Arnold, Jörg/ Süß, Dietmar/ Thießen, Malte (Hg.): Luftkrieg: Erinnerungen in Deutschland und Europa, Göttingen 2009; oder auch aus lokalgeschichtlicher Perspektive: Thießen, Malte: Eingebrannt ins Gedächtnis. Hamburgs Gedenken an Luftkrieg und Kriegsende 1943-2005 (Forum Zeitgeschichte 19), München/ Hamburg 2007.

[118] Harrison 2008.

[119] vgl. auch Mommsen, Wolfgang: Die Urkatastrophe Deutschlands. Der Erste Weltkrieg 1914–1918 (Handbuch der deutschen Geschichte 17), Stuttgart 2002.

[120] vgl. dazu besonders Fussell, Paul: The Great War and Modern Memory, London 1977; Eksteins, Modris: Rites of Spring: The Great War and the Birth of Modern Age, New York 1989 oder auch Bronstein, Jamie/ Harris, Andrew: Empire, State and Society. Britain since 1830, Chichester 2012, S.147f.

eine eher untergeordnete Rolle einnimmt. Eine Folge dieser Fokussierung der angelsächsischen Geschichtsschreibung auf den Ersten Weltkrieg ist, dass die bislang erschienenen Werke zur militärmedizinischen Versorgung zum Zweiten Weltkrieg weniger wissenschaftlichen Charakter besitzen, sondern eher triviale Züge aufweisen. Dies äußert sich darin, dass die vorliegenden englischen Publikationen zum Zweiten Weltkrieg mehrheitlich biografischer Natur und zeitgleich ideologisch und patriotisch gefärbt sind, da hier vorwiegend ehemalige Sanitätsoffiziere oder niedrigere Sanitätsdienstgrade von ihren Erfahrungen berichten.[121] Die letzte und aufgrund ihres Quellenreichtums vielleicht verwertbarste Publikation stammt dabei von Sir Arthur MacNalty, der während des Zweiten Weltkriegs als medizinischer Leiter im britischen Gesundheitsministerium arbeitete und mit seinen „Official Histories“[122] zwar eine sehr detaillierte, doch auch sehr subjektive Beschreibung der englischen Militärmedizin von 1939 bis 1945 vorlegte.

Mark Harrison, der als Professor für Medizingeschichte in Oxford lehrt[123], versucht daher diese Forschungslücke zu schließen und rückt in seiner erwähnten Untersuchung zur medizinischen Versorgung englischer Truppen während des Zweiten Weltkriegs insbesondere den Kriegsalltag und das eigentliche Kampfgeschehen in den Mittelpunkt. Hierbei konstatiert er beispielsweise, dass Feldmarschall Rommel die Bedeutung von Hygiene- und Sanitärvorschriften falsch einschätzte und die hohe Anzahl der Erkrankungen in seinem Afrikakorps stattdessen auf die schlechte Qualität der Essensrationen zurück führte.[124] Die Bedeutung von Stechmücken oder kontaminiertem Wasser war dem Befehlshaber des Afrikakorps wie auch seinen Militärärzten nicht bewusst, so dass es zu großen krankheitsbedingten personellen Ausfällen kam, welche die deutsche Kampfkraft nachhaltig schwächten. Ein weiterer Ansatz für das Unterschätzen notwendiger Hygiene im Kampfgebiet kann auch in der ideologischen Überzeugung der Wehrmacht gefunden werden. Denn die Soldaten sahen sich selbst mit dem Nimbus des robusten arischen Kämpfers versehen, der von Dingen wie Mücken oder mangelnder Hygiene nicht in die Knie gezwungen werden kann.[125] Im Gegensatz dazu vertraute Feldmarschall Montgomery in hygienischen Fragen ganz seinen Militärärzten, die von den Erfahrungen Englands als Kolonialmacht insbesondere in Afrika und Indien profitierten und der soldatischen und sanitären Hygiene oberste Priorität einräumten, da übertragbare Krankheiten so auf ein für die zeitgenössischen Verhältnisse notwendiges Minimum reduziert werden konnten. Dieser Vorteil für die englische Armee trug zusammen

---

[121] Franklin, Robert: Medic!: How I Fought World War II with Morphine, Sulfa, and Iodine Swabs, Winnipeg 2006; Nichol, John/ Renell, Tony/ Gordon, Eleo (Hg.): Medic: Saving Lives - From Dunkirk to Afghanistan, London 2009 oder auch MacCarthy, Aidan: A doctor's war, London 2006.

[122] Die *„Official Histories“* stellen eine Reihe von Publikationen über die verschiedenen Teilstreitkräfte und ihre medizinische Versorgung im Zweiten Weltkrieg dar, vgl. dazu: MacNalty, Arthur: *History of the Second World War. United Kingdom Medical Series, London 1952ff.*

[123] vgl. dazu die Institutshomepage von Prof. Dr. Mark Harrison: http://www.history.ox.ac.uk/staff/postholder/ harrison_m.htm, Zugriff: 28.02.2012.

[124] „On my visits to the front I was continually hearing of growing sick parades caused by bad rations“, vgl. Harrison 2008, S.90.

[125] vgl. hierzu auch den Beitrag von Marion Hulverscheidt im Abschnitt *Forschungen und Experimente innerhalb der Militärmedizin* dieses Berichts.

mit den enormen logistischen Problemen der Wehrmacht hinsichtlich notwendiger Ressourcen wie Treibstoff und Munition dazu bei, dass sich das deutsche Afrikakorps am 13.Mai 1943 ergab und mit etwa 220.000 Soldaten in die alliierte Kriegsgefangenschaft ging.[126]

Ein weiterer Aspekt, den Harrison anführt, ist die gesamte militärmedizinische Organisation der englischen Streitkraft[127], die im Gegensatz zu anderen Nationen schneller und flexibler auf Frontverläufe reagierte. Der Flexibilität und Mobilität galt oberste Priorität innerhalb der verschiedenen Sanitätseinrichtungen, da so eine schnelle Behandlung möglichst unmittelbar hinter der Front gewährleistet werden konnte. Auch den Krankenbarrenträgern, den sogenannten *stretcher bearers,* kam eine wichtige Bedeutung zu, da sie den Transport von Verwundeten unter feindlichem Beschuss durchführten. Dabei wurden sie häufig mit verstörenden Bildern von verletzten Soldaten[128] konfrontiert, was in der Folge dazu führte, dass diese Soldaten häufiger als andere Sanitätssoldaten psychologische Unterstützung in Anspruch nahmen. Mit der Etablierung des *Army Blood Transfusion Service* wurde darüber hinaus eine eminent wichtige Möglichkeit geschaffen, direkt hinter der Front etwaigen Blutverlusten verletzter Soldaten zu begegnen. Die Engländer waren damit die Ersten, die eine organisierte und funktionierende Versorgung der verwundeten Soldaten mit Bluttransfusionen gewährleisten konnten.[129]
Daneben waren es insbesondere die Errungenschaften der medizinischen Forschung, welche die Kampfkraft der englischen (und alliierten) Truppen nachhaltig steigerten. Mit dem Einsatz von Sulfonamid-Medikamenten[130] und dem 1929 entdeckten Antibiotikum Penicillin gelang es den Alliierten, die Todesraten ihrer Soldaten aufgrund von Krankheiten, wie etwa Typhus oder Malaria, im Vergleich zu kriegsbedingten Verletzungen auf einen Wert von 0.09 zu 1 zu senken.[131] Daneben sorgte auch das Insektizid DDT, welches als erfolgreiche Prophylaxe gegen Malaria und Typhus eingesetzt wurde, für eine weitere Verbesserung der hygienischen Verhältnisse und für strategische Vorteile in klimatisch heißen Regionen wie beispielsweise Afrika oder Burma.[132]

Den sich in den letzten zehn Jahren abzeichnenden zentralen Forschungsschwerpunkt der englischen Medizinhistoriografie zum Zweiten Weltkrieg bilden die Schlacht und die Versorgung im Schlachtfeld. So

---

[126] vgl. Valentin, Rolf: Ärzte im Wüstenkrieg. Der deutsche Sanitätsdienst im Afrikafeldzug 1941-1943, Koblenz 1984, S.151 oder auch Reuth, Ralf Georg: Rommel. Das Ende einer Legende, München 2005, S.194f.
[127] Zur militärmedizinischen Organisation siehe auch: McLaughlin, Redmond: Royal Army Corps, London 1972; Larner, Melissa a.o (ed.): The Accidental Birth of Military Medicine: The Origins of the Royal Army Medical Corps, London 2009 oder auch Honigsbaum, Frank: The division in the British Medicine. A history of separation of general practice form hospital care 1911-1968, London 1979. Zur militärischen Organisation der englischen Truppen im Zweiten Weltkrieg vgl. auch Edgerton, David: Britain's War Machine: Weapons, Resources and Experts in the Second World War, London 2012.
[128] „not many of the stretcher-bearers had seen a wounded man with his intestines protruding from a gaping wound in his stomach before", vgl. Harrison 2008, S.237f.
[129] Ebd., S.275.
[130] Sulfonamide bildeten während des Zweiten Weltkriegs die Grundlage für Chemotherapeutika und Antiinfektiva, die zum Schutz gegen Mikroorganismen und Würmer zum Einsatz kamen.
[131] Harrison 2008, S.277.
[132] Zur Geschichte des Insektizids DDT siehe auch Tren, Richard/ Bate, Roger: Malaria and the DDT (Occasional Paper 117), London 2001.

stehen u.a. die Schlacht um Dünkirchen im Sommer 1940, die Operation Overlord, welche 1944 die Invasion der Normandie zum Ziel hatte, oder der Einsatz in Burma und Indien, dem ehemaligen kolonialen Britisch-Indien, im Fokus der Forschung.[133] Insbesondere die Wirkung von Medikamenten auf die Behandlung der Soldaten stellt einen großen Bezugspunkt wissenschaftlichen Interesses dar.[134] Auffällig ist jedoch die Tatsache, dass die Angehörigen der Soldaten und die Verwundeten auf dem englischen Festland fast vollständig ausgeklammert werden. So scheint beispielsweise das System der medizinischen Versorgung im rückwärtigen Kriegsgebiet durch den Einsatz von beweglichen Sanitätseinheiten[135] für die englische Forschung wichtiger zu sein, als die medizinische Situation von Soldaten, die für eine Behandlung nach Hause geschickt wurden und in Heimatlazaretten auf ihre Gesundung warteten. Im Vergleich zur deutschen medizinhistorischen Forschung wird deutlich, dass in Deutschland insbesondere die Mentalitätsgeschichte, die durch Schilderungen einzelner Soldaten, ihrer Angehörigen oder der Zivilbevölkerung maßgeblich nachgezeichnet wird, und die Erinnerungskultur an den Zweiten Weltkrieg einen deutlich präsenteren Stellenwert für die (Medizin-)Geschichtsschreibung besitzen. Dies ist womöglich einerseits auf den Umstand zurückzuführen, dass die Bombardierungen aus der Luft, die 1940 durch englische Flieger auf Mönchengladbach begannen, für fast fünf Jahre den Alltag der deutschen Bevölkerung bestimmten und die Erinnerung daran sich somit tief in das Bewusstsein einprägte. Andererseits hat sich im Bewusstsein der Deutschen anscheinend auch ein anderes Empfinden hinsichtlich der Schuld an den Massenmorden und der ab 1941 permanenten und für jeden Deutschen sichtbaren Bedrohung durch Kampfhandlungen alliierter Truppen auf deutschem Gebiet verankert, das für die öffentliche und auch wissenschaftliche Auseinandersetzung förderlicher ist und einer Aufarbeitung des Nationalsozialismus und seiner Auswirkungen auf Gesellschaft, Militär und insbesondere die Medizin positiver gegenübersteht.

Fazit

„Erst das Lazarett zeigt, was der Krieg ist."[136] Auch wenn sich die Aussage von Erich Maria Remarque auf die Situation des Ersten Weltkriegs bezieht, so ist damit dennoch eine Wahrheit verbunden, die sich übergreifend auf alle kriegerischen Auseinandersetzungen und damit auf den Zweiten Weltkrieg anwenden lässt. Denn erst in den Sanitätseinrichtungen wie dem Frontlazarett oder Reservelazaretten im Heimatland offenbart sich die zerstörerische Kraft, die Völker entfesseln, um ihre ideologisch motivierten Ziele zu realisieren. Hierbei kommt der medizinischen Versorgung der Soldaten eine enorme Bedeutung zu, deren Aufarbeitung ein immer wichtigeres Ziel medizinhistorischer Forschung darstellt. Denn die Medizin während des Zweiten Weltkriegs, die sanitätsdienstliche Versorgung von Marine, Luftwaffe und Heer und

[133] Harrison 2008, S.185f.
[134] Ebd., S.277.
[135] Ebd., S.280.
[136] Remarque, Erich Maria: Im Westen nichts neues, Köln [19]1996, S.236.

die historische Aufarbeitung beider Themen erfährt in den letzten Jahren eine große Aufmerksamkeit. Unzählige Publikationen und ein breites Themenspektrum bilden dabei ein Forschungsgebiet ab, das wiederum neue Fragen generiert und dabei durchaus interdisziplinären Charakter aufweist. Der vorliegende Forschungsbericht bietet daher eine derzeitige Bestandsaufnahme medizinhistorischer Forschung zur Militärmedizin während des Zweiten Weltkriegs. Anhand vier verschiedener Kategorien, die die Bereiche Realversorgung an der Front, Forschungen innerhalb der Militärmedizin, organisatorische Aspekte der medizinischen Soldatenversorgung sowie die psychologisch-psychiatrischen Herausforderungen in den Blick nehmen, konnte aufgezeigt werden, welche thematischen Schwerpunkte in den einzelnen Bereichen bislang behandelt wurden. Daneben wurde auch deutlich, dass es immer noch eine erhebliche Anzahl von Desideraten gibt, die etwa im Rahmen von Drittmittelprojekten der weiteren Erforschung bedürfen.

Die Schwerpunkte künftiger medizinhistorischer Forschungen sollten hierbei in der Betrachtung des sanitätsdienstlichen und behandlungspraktischen Alltags liegen, da insbesondere die Verwundetenbehandlung im Kampfgebiet wie auch die Behandlungspraxis traumatisierter Soldaten im Heimatland noch eine erhebliche und zu schließende Forschungslücke ausmachen. Im Gegensatz zu den durchweg gut untersuchten Gebieten der Wehrmachtsforschung und der Organisation der Wehrmachtssanitätswesen sollten hierbei auch Aspekte ziviler Zusammenarbeit und Unterstützung bei der Behandlung der Soldaten berücksichtigt werden. Denn gerade mit der zivil-militärischen Zusammenarbeit öffnet sich ein Spannungsfeld, das besonders in einer lokal- und regionalhistorischen Perspektive untersucht werden sollte. Gerade durch einzelne regionale Fallstudien lässt sich ein Gesamtbild des Wehrmachtssanitätswesens zeichnen, das evtl. aufzeigen könnte, dass die Wehrmacht stärker als bislang angenommen zivile Ressourcen wie Verpflegung, Medikamente und Unterkünfte wie Krankenhäuser in Anspruch nahm und die Zivilbevölkerung dadurch existentiell eingeschränkt wurde.

Der Vergleich mit der englischen militärmedizinischen Geschichtsschreibung hat zudem aufgezeigt, dass die Beschäftigung hinsichtlich Organisationsstruktur, Behandlungspraxis und Auswirkungen auf die Bevölkerung in Deutschland deutlich differenzierter ist als angenommen. Während sich englische Medizinhistoriker eher der Versorgung im Schlachtfeld oder der Organisation der medizinischen Behandlung widmen und Aspekte wie die Versorgung abseits der Front oder im Heimatland weniger im Blickpunkt des Forschungsinteresses stehen, ist für die deutsche Medizinhistoriografie ein deutlich vielfältigeres und hinsichtlich der Themata auch breiteres Bild zu konstatieren.

Andererseits ist ebenso deutlich geworden, dass die Militärmedizin auf der Landkarte der Medizingeschichte einen kleineren Bereich einnimmt als beispielsweise die Beschäftigung mit der nationalsozialistischen Medizin vor 1939 oder etwa die Medizingeschichte während der Kaiserzeit oder der Frühen Neuzeit. Daher gilt es, in künftigen Untersuchungen insbesondere die Verbindungen zwischen Militärmedizin und kämpfender Truppe oder Militärmedizin und Zivilbevölkerung/ zivilen Institutionen zu analysieren. Dies könnte dann einerseits dazu beitragen, den Bereich der Militärmedizin innerhalb der Medizingeschichte stärker zu positionieren und es als integralen Bestandteil derselben zu begreifen. Andererseits wäre es so möglich, die allgemeine Militärhistoriografie für die Notwendigkeit und Belange der militärmedizinischen Geschichtsschreibung zu sensibilisieren und letztere als Brücke zwischen Militär- und Medizingeschichte zu verstehen und weiter zu stärken.[137] Denn eine kämpfende Armee ist ohne Ärzte und sanitätsdienstliche Betreuung der Soldaten dem Gegner zwangsweise ausgeliefert, genauso wie sich im Gegenzug die medizinische Versorgung ohne die Erfahrungen auf den Schlachtfeldern nicht weiterentwickeln und folglich verbessert werden kann.

Die Formel ‚Vernichten und Heilen' fasst das ambivalente Wesen der Militärmedizin des Zweiten Weltkriegs illustrativ aber doch präzise zusammen. Die Versorgung und Unterstützung verwundeter Soldaten bildete hier zwar vornehmlich das Ziel der militärärztlichen Anstrengungen, dennoch dürfen die Experimente am ‚lebenden Objekt', wie etwa Kriegsgefangene oder Häftlinge in den Konzentrationslagern, nicht vergessen werden, die vorgeblich für die Heilung und drängende Probleme in Kriegschirurgie, Seuchen- oder Luftfahrtsmedizin genutzt wurden. Dass die Opfer und Probanden dabei an Schmerzen litten, ihr Tod angeordnet oder billigend in Kauf genommen wurde, gehört dabei eher zur dunkleren und unbekannten Seite der Militärmedizin des Zweiten Weltkriegs.

[137] Als bemerkenswertes Beispiel ist hier Rolf-Dieter Müller zu nennen, der in seinem Beitrag zur Militärgeschichte die Militärmedizin fast gänzlich ausblendet, obwohl sie doch insbesondere für die beiden Weltkriege des 20.Jahrhunderts enorme Bedeutung besitzt. Vgl. Müller, Rolf-Dieter: Militärgeschichte (UTB 3224), Köln 2009.

Literatur

- ***Sanitätsdienstliche Praxis im soldatischen Frontalltag***

ECKART, Wolfgang Uwe: Von der Agonie einer mißbrauchten Armee, in: Wette, Wolfram/ Ueberschär, Gerd R. (Hg.): Stalingrad - Mythos und Wirklichkeit einer Schlacht, Frankfurt 1992, S.108-130.

FREWER, Andreas/ Bruns, Florian: Zuerst Arzt oder Soldat? Zwischen medizinischer Ethik und militärischer Pflicht im „totalen Krieg“, in: Larner, Melissa/ Peto, James/ Schmitz, Colleen (Hg.): Krieg und Medizin, Göttingen 2009, S.133-144.

NEITZEL, Sönke/ Welzer, Harald (Hg.): Soldaten. Protokolle vom Kämpfen, Töten und Sterben, Frankfurt am Main 2011.

ROSENTHAL, Gabriele: Vom Krieg erzählen, von den Verbrechen schweigen, in: Heer, Hannes/ Naumann, Klaus (Hg.): Vernichtungskrieg. Verbrechen der Wehrmacht 1941-1944, Frankfurt am Main 1995, S.651-663.

SCHMIEDEBACH, Heinz-Peter: Der Arzt als Gesundheitsoffizier. Die systematische Militarisierung der Medizin von 1933 bis zum Zweiten Weltkrieg, in: Bleker, Johanna/ Schmiedebach, Heinz-Peter (Hg.): Medizin und Krieg. Vom Dilemma der Heilberufe 1865 bis 1985, Frankfurt am Main 1987, S.191-208.

VALENTIN, Rolf: Ärzte im Wüstenkrieg. Der deutsche Sanitätsdienst im Afrikafeldzug 1941-1943, Koblenz 1984.

- ***Forschung und Experimente innerhalb der Militärmedizin***

CORNWELL, John: Forschen für den Führer. Deutsche Naturwissenschaftler und der Zweite Weltkrieg, Bergisch Gladbach 2004.

HARRISON, Mark: Krieg und Medizin im Zeitalter der Moderne, in: Larner, Melissa/ Peto, James/ Schmitz, Colleen (Hg.): Krieg und Medizin, Göttingen 2009, S.11-29.

HARTMANN, Volker: Pervitin - Vom Gebrauch und Missbrauch einer Droge in der Kriegsmarine, in: Wehrmedizinische Monatsschrift 38, 1994, S.137-142.

HULVERSCHEIDT, Marion: Fiebrige Auseinandersetzungen. Malariaforschungen in der deutschen Armee während des Zweiten Weltkrieges, in: Eckart, Wolfgang/ Neumann, Alexander (Hg.): Medizin im Zweiten Weltkrieg. Militärmedizinische Praxis und medizinische Wissenschaft im "Totalen Krieg" (Krieg in der Geschichte 30), Paderborn 2006, S.93-111.

KOPKE, Christoph/ Schultz, Gebhard: Die Menschenversuche mit dem Kampfstoff LOST im KZ Sachsenhausen (1939) und die Debatte über den Wehrmachtstoxikologen Wolfgang Wirth, in: Eckart, Wolfgang/ Neumann, Alexander (Hg.): Medizin im Zweiten Weltkrieg. Militärmedizinische Praxis und medizinische Wissenschaft im "Totalen Krieg" (Krieg in der Geschichte 30), Paderborn 2006, S113-129.

MOSER, Gabriele: Forschungen für die Abwehr biologischer Kriegsmethoden“ und Krebsforschung im Zweiten Weltkrieg: Die Forschungsarbeiten beim „Reichsbevollmächtigten für Krebsforschung“, Kurt Blome, 1943-1945, in: Eckart, Wolfgang/ Neumann, Alexander (Hg.): Medizin im Zweiten Weltkrieg. Militärmedizinische Praxis und medizinische Wissenschaft im "Totalen Krieg" (Krieg in der Geschichte 30), Paderborn 2006, S.131-150.

NEUMANN, Alexander: Ernährungsphysiologische Humanexperimente in der deutschen Militärmedizin 1939-1945, in: Eckart, Wolfgang/ Neumann, Alexander (Hg.): Medizin im Zweiten Weltkrieg. Militärmedizinische Praxis und medizinische Wissenschaft im "Totalen Krieg" (Krieg in der Geschichte 30), Paderborn 2006, S.151-170.

PHILIPPU, Athineos: Geschichte und Wirken der pharmakologischen, klinisch-pharmakologischen und toxikologischen Institut im deutschsprachigen Raum, Innsbruck 2004.

SCHMALTZ, Florian: Kampfstoff-Forschung im Nationalsozialismus. Zur Kooperation von Kaiser-Wilhelm-Instituten, Militär und Industrie, Göttingen 2005.

DERS.: Pharmakologische Nervengasforschung an der Militärärztlichen Akademie und an den Universitäten Marburg, Danzig und Leipzig im Zweiten Weltkrieg, in Eckart, Wolfgang/ Neumann, Alexander (Hg.): Medizin im Zweiten Weltkrieg. Militärmedizinische Praxis und medizinische Wissenschaft im "Totalen Krieg" (Krieg in der Geschichte 30), Paderborn 2006, S.171-194.

THOMS, Ulrike: „Ernährung ist so wichtig wie Munition“. Die Verpflegung der deutschen Wehrmacht 1933-1945, in: Eckart, Wolfgang/ Neumann, Alexander (Hg.): Medizin im Zweiten Weltkrieg. Militärmedizinische Praxis und medizinische Wissenschaft im "Totalen Krieg" (Krieg in der Geschichte 30), Paderborn 2006, S.207-225.

- ***Organisation der Militärmedizin***

BEHRENDT, Philip: Die beratenden Chirurgen des deutschen Heeres 1939-1945, Freiburg 2003.

BERGER, Georg: Die Beratenden Psychiater des deutschen Heeres 1939-1945, Frankfurt am Main 1998.

BUCHNER, Alex: Der Sanitätsdienst des Heeres. Organisation, Ausrüstung, Einsätze 1939-1945, Eggolsheim-Bammersdorf 2003.

ECKART, Wolfgang Uwe: Ernst Ferdinand Sauerbruch (1875-1951), in: Fröhlich, Michael (Hg.): Die Weimarer Republik. Portrait einer Epoche in Biografien, Darmstadt 2002, S.175-187.

DERS.: Generaloberstabsarzt Prof. Dr.med. Siegfried Handloser, in: Ueberschär, Gerd Rolf (Hg.): Hitlers militärische Elite. Vom Kriegsbeginn bis zum Weltkriegsende. Band 2, Darmstadt 1998, S.88-92.

FISCHER, Hubert: Der deutsche Sanitätsdienst 1921-1945, Osnabrück 1982ff.

GUTH, Ekkehart.: Militärärzte und Sanitätsdienst im Dritten Reich. Ein Überblick, in: Frei, Norbert (Hg.): Medizin und Gesundheitspolitik in der NS-Zeit (Sondernummer Schriftenreihe der Vierteljahreshefte für Zeitgeschichte), München 1991, S.173-200.

HARTMANN, Volker/ Nöldeke, Hartmut: Der Sanitätsdienst in der deutschen Flotte im Zweiten Weltkrieg. Schwere Seestreitkräfte, Hamburg 2003.

DIES. (Hg.).: Der Sanitätsdienst in der deutschen Flotte im Zweiten Weltkrieg. Leichte Seestreitkräfte, Hamburg 1999.

KUPPLICH, Yvonne: Funktion und Leistungen der Beratenden Internisten im Heeressanitätsdienst der deutschen Wehrmacht 1939-1945, Leipzig 1996.

NEUMANN, Alexander: "Arzttum ist immer Kämpfertum". Die Heeressanitätsinspektion und das Amt "Chef des Wehrmachtssanitätswesens" im Zweiten Weltkrieg (1939-1945) (Schriften des Bundesarchivs 64), Düsseldorf 2005.

NÖLDEKE, Hartmut: Sanitätsdienst an Bord. Ein Beitrag zur Organisation und ärztlichen Tätigkeit auf Kriegsschiffen, Herford 1981.

SCHMIDT, Ulf: Hitlers Arzt Karl Brandt: Medizin und Macht im Dritten Reich, Berlin 2009.

VALENTIN, Rolf: Ärzte im Wüstenkrieg. Der deutsche Sanitätsdienst im Afrikafeldzug 1941-1943, Koblenz 1984.

DERS.: Die Krankenbataillone. Sonderformationen der deutschen Wehrmacht im Zweiten Weltkrieg, Düsseldorf 1981.

DERS.: Die Sonderlazarette des Heeres, in: Guth, Ekkehart (Hg.): Sanitätswesen im Zweiten Weltkrieg (Vorträge zur Militärgeschichte 11), Herford 1990, S.167-182.

VAN CREVELD, Martin: Kampfkraft. Militärische Organisation und Leistung der deutsche und amerikanischen Armee 1939-1945, Graz ³2007.

- ***Psychologische und psychiatrische Herausforderungen an die Militärmedizin***

BECK, Birgit: Wehrmacht und sexuelle Gewalt. Sexualverbrechen vor deutschen Militärgerichten 1939-1945 (Der Krieg in der Geschichte 18), Paderborn 2004.

BERGER, Georg: Die Beratenden Psychiater des deutschen Heeres 1939-1945, Frankfurt am Main 1998.

BLAßNECK, Klaus: Militärpsychiatrie im Nationalsozialismus. Kriegsneurotiker im Zweiten Weltkrieg, Würzburg 2000.

CROUTHAMEL, Jason: „Hysterische Männer"? Traumatisierte Veteranen des Ersten Weltkrieges und ihr Kampf um Anerkennung im „Dritten Reich", in: Quinkert, Babette/ Rauh, Philipp/ Winkler, Ulrike (Hg.): Krieg und Psychiatrie 1914-1950 (Beiträge zur Geschichte des Nationalsozialismus 26), Göttingen 2010, S.29-53.

ECKART, Wolfgang Uwe/ Plassmann, Max: Verwaltete Sexualität. Geschlechtskrankheiten und Krieg, in: Larner, Melissa/ Peto, James/ Schmitz, Colleen (Hg.): Krieg und Medizin, Göttingen 2009.

JUNG, Richard: Einleitung zur Kriegspsychiatrie, in: Gruhle, Hans Walter u.a. (Hg.): Psychiatrie der Gegenwart. Forschung und Praxis. Band 3: Soziale und angewandte Psychiatrie, Berlin 1961, S.568-573.

LERNER, Paul: „Ein Sieg deutschen Willens“: Wille und Gemeinschaft in der deutschen Kriegspsychiatrie, in: Eckart, Wolfgang Uwe/ Gradmann, Christoph (Hg.): Die Medizin und der Erste Weltkrieg, Herbholzheim ^{2}2003, S. 85-108.

MAI, Alexander: Geschlechtskrankheiten als Gegenstand präventiven und therapeutischen Handelns im Wehrmachtssanitätswesen von 1934 bis 1945, Leipzig 2000.

MEINEN, Insa: Wehrmacht und Prostitution während des Zweiten Weltkrieges im besetzten Frankreich, Bremen 2002.

MÜLLER, Roland: Wege zum Ruhm. Militärpsychiatrie im Zweiten Weltkrieg. Das Beispiel Marburg, Köln 2011.

QUINKERT, Babette/ Rauh, Philipp/ Winkler, Ulrike (Hg.): Krieg und Psychiatrie 1914-1950 (Beiträge zur Geschichte des Nationalsozialismus 26), Göttingen 2010.

RAUH, Philipp: Von Verdun nach Grafeneck. Die psychisch kranken Veteranen des Ersten Weltkrieges als Opfer der nationalsozialistischen Krankenmordaktion T4, in: Quinkert, Babette/ Rauh, Philipp/ Winkler, Ulrike (Hg.): Krieg und Psychiatrie 1914-1950 (Beiträge zur Geschichte des Nationalsozialismus 26), Göttingen 2010, S.54-74.

RIEDESSER, Peter/ Verderber, Axel: „Maschinengewehre hinter der Front“. Zur Geschichte der deutschen Militärpsychiatrie, Frankfurt am Main ^{3}2011.

SEIDLER, Franz: Prostitution, Homosexualität, Selbstverstümmelung. Probleme der deutschen Sanitätsführung 1939-1945, Neckargemünd 1977.

SEIDLER, Günther/ Eckart, Wolfgang Uwe (Hg.) Verletzte Seelen. Möglichkeiten und Perspektiven einer historischen Traumaforschung, Gießen 2005.

SHEPHARD, Ben: Die Psychiatrie des Krieges ist zu wichtig, um sie den Psychiatern zu überlassen, in: Larner, Melissa/ Peto, James/ Schmitz, Colleen (Hg.): Krieg und Medizin, Göttingen 2009, S.175-187.

STEINKAMP, Peter: Ungewöhnliche Todesfälle bei der Wehrmacht: Autoerotische Unfälle von Soldaten, in: Eckart, Wolfgang/ Neumann, Alexander (Hg.): Medizin im Zweiten Weltkrieg. Militärmedizinische Praxis und medizinische Wissenschaft im "Totalen Krieg" (Krieg in der Geschichte 30), Paderborn 2006, S.195-206.

TÜMMERS, Henning: Fern der Berliner Zentrale. Tübinger Ärzte und ihre Handlungsspielräume im Umgang mit Psychopathen, in: Quinkert, Babette/ Rauh, Philipp/ Winkler, Ulrike (Hg.):

Krieg und Psychiatrie 1914-1950 (Beiträge zur Geschichte des Nationalsozialismus 26), Göttingen 2010, S.104-128.

WINKLER, Ulrike/ Hohendorf, Gerrit: „Nun ist Mogiljow frei von Verrückten". Die Ermordung der Psychiatriepatientinnen in Mogilew 1941/42, in: Quinkert, Babette/ Rauh, Philipp/ Winkler, Ulrike (Hg.): Krieg und Psychiatrie 1914-1950 (Beiträge zur Geschichte des Nationalsozialismus 26), Göttingen 2010, S.75-103.

- *Englischsprachige Publikationen zur Militärmedizin während des Zweiten Weltkriegs*

AHRENFELDT, R.H.: Psychiatry in the British Army in the Second World War, London 1958.

BRONSTEIN, Jamie/ Harris, Andrew: Empire, State and Society. Britain since 1830, Chichester 2012.

EDGERTON, David: Britain's War Machine: Weapons, Resources and Experts in the Second World War, London 2012.

EKSTEINS, Modris: Rites of Spring: The Great War and the Birth of Modern Age, New York 1989.

FRANKLIN, Robert: Medic!: How I Fought World War II with Morphine, Sulfa, and Iodine Swabs, Winnipeg 2006.

FUSSELL, Paul: The Great War and Modern Memory, London 1977.

GABRIEL, Richard/ Metz, Karen (ed.): A History of Military Medicine, Volume 2: From the Renaissance Through Modern Times, London 1992.

HARRISON, Mark: Medicine & Victory. British Military Medicine in the Second World War, New York 2008.

HONIGSBAUM, Frank: The division in the British Medicine. A history of separation of general practice form hospital care 1911-1968, London 1979.

LARNER, Melissa a.o (ed.): The Accidental Birth of Military Medicine: The Origins of the Royal Army Medical Corps, London 2009.

MACCARTHY, Aidan: A doctor's war, London 2006.

MACNALTY, Arthur: History of the Second World War. United Kingdom Medical Series, London 1952ff.

MCLAUGHLIN, Redmond: Royal Army Corps, London 1972.

NICHOL, John/ Renell, Tony/ Gordon, Eleo (Hg.): Medic: Saving Lives - From Dunkirk to Afghanistan, London 2009.

TREN, Richard/ Bate, Roger: Malaria and the DDT (Occasional Paper 117), London 2001.

- *Allgemein zur Militärmedizin/ Militärgeschichte/ Geschichte Deutschlands von 1939-1945*

ARNOLD, Jörg/ Süß, Dietmar/ Thießen, Malte (Hg.): Luftkrieg: Erinnerungen in Deutschland und Europa, Göttingen 2009.

BLEKER, Johanna/ Schmiedebach, Heinz-Peter (Hg.): Medizin und Krieg. Vom Dilemma der Heilberufe 1865 bis 1985, Frankfurt am Main 1987.

BOCK, Gisela: Zwangssterilisation im Nationalsozialismus. Studien zur Rassepolitik und Geschlechterpolitik, Münster ²2010.

ECKART, Wolfgang Uwe/ Gradmann, Christoph (Hg.): Die Medizin und der Erste Weltkrieg, Herbholzheim ²2003.

ECKART, Wolfgang Uwe/ Neumann, Alexander (Hg.): Medizin im Zweiten Weltkrieg. Militärmedizinische Praxis und medizinische Wissenschaft im "Totalen Krieg" (Krieg in der Geschichte 30), Paderborn 2006.

GUTH, Ekkehart: Der Sanitätsdienst der Wehrmacht im Zweiten Weltkrieg. Ein Überblick, in: Ders. (Hg.): Sanitätswesen im Zweiten Weltkrieg (Vorträge zur Militärgeschichte 11), Herford 1990.

HARMS, Ingo: "Wat mööt wi hier smachten...". Hungertod und „Euthanasie“ in der Heil- und Pflegeanstalt Wehnen 1936-1945, Oldenburg ³2008.

HOFER, Walter: Der Nationalsozialismus. Dokumente 1933-1945, Hamburg 1957.

JÜTTE, Robert: Medizin und Nationalsozialismus. Bilanz und Perspektiven der Forschung, Göttingen 2011.

KLEE, Ernst: „Euthanasie“ im Dritten Reich. Die „Vernichtung lebensunwerten Lebens“, Frankfurt am Main ²2010.

LARNER, Melissa/ Peto, James/ Schmitz, Colleen (Hg.): Krieg und Medizin, Göttingen 2009.

MOMMSEN, Wolfgang: Die Urkatastrophe Deutschlands. Der Erste Weltkrieg 1914–1918 (Handbuch der deutschen Geschichte 17), Stuttgart 2002.

MÜLLER, Rolf-Dieter: Militärgeschichte (UTB 3224), Köln 2009.

REUTH, Ralf Georg: Rommel. Das Ende einer Legende, München 2005.

SCHMUHL, Hans-Walter: Die Genesis der „Euthanasie“. Interpretationsansätze, in: Rotzoll, Maike u.a. (Hg.): Die nationalsozialistische „Euthanasie“-Aktion T4. Geschichte und ethische Konsequenzen in der Gegenwart, Paderborn u.a. 2010.

SÜß, Dietmar: Tod aus der Luft: Kriegsgesellschaft und Luftkrieg in Deutschland und England, München 2011.

SÜß, Winfried: Der „Volkskörper“ im Krieg. Gesundheitspolitik, Gesundheitsverhältnisse und Krankenmord im nationalsozialistischen Deutschland 1939-1945, München 2003.

THIEßEN, Malte: Eingebrannt ins Gedächtnis. Hamburgs Gedenken an Luftkrieg und Kriegsende 1943-2005 (Forum Zeitgeschichte 19), München/ Hamburg 2007.

ULRICH, Bernd: „Militärgeschichte von unten". Anmerkungen zu ihren Ursprüngen, Quellen und Perspektiven im 20.Jahrhundert, in: Geschichte und Gesellschaft 22 (1996), S.473-503.

WETTE, Wolfram (Hg.): Der Krieg des kleinen Mannes. Eine Militärgeschichte von unten, München ³1998.